神奇顫掌功

白雁教你微幅振動自救術

3分鐘氣通、除病根、氣癒百病！

作者
氣學管理專家
白雁、彥寬
馬偕兒童醫院
小兒心臟科主治醫師
葉樹人

suncolor
三采文化

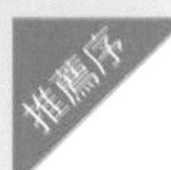

RECOMMENDED ①

白雁，你是唯一

去年11月，白雁在台北為我舉辦「傳奇50年」千人大會。看著台上的白雁，作為母親的我，感到非常欣慰。

記得我曾對他說：「媽媽不要求你做『第一』，但是我要求你做『唯一』。」唯一就是獨一無二，無可取代，就是成功的標誌。這是多麼的難，要前無古人後無來者，如今白雁真的做到了！我由衷地說：「你是唯一的！」

她18歲時，就讀於美國加州大學，在擔任華人校友會會長期間，組織舉辦了「龍之夜」，當美妙的音樂響起，她神奇的大雁功表演，引起全場雷鳴般的掌聲，我站在台側解說著每一個動作的功能，心中吶喊：「我的女兒做到了！她明白了媽媽的重擔和偉大抱負，心靈裡已經注入了傳揚中華文化的『天命』。」

在我看來，如果她能從自己內在的召喚出發，只要夠努力，將來定能擁有自己的一片天空，我只是用自己的行為，激勵她不斷向前。

我多次對她強調，做人做事，要守住「道」，道是人一生的燈塔，道乃德、智、力之和。小勝靠力，中勝靠智，大勝靠德，全勝靠道。做事的自信心和持久力固然重要，但我更嚴格於做人的德行。

當晚，我對她說：「今後，你名叫『白雁』，母親希望你，如同潔白無瑕的大雁，海闊天空 雁飛。從今而後，『我們的愛有多大，愛我們的人範圍就有多大』！」

引領健康的大雁群

雁，不是一個人的名字，它是白雁家族的行為綱領。這個命名，並不是為了寄託我宏大的夢想，而是對她要走的路，以大雁的品性、德性，作為她的團隊的規範。

大雁是禽中之冠，自古被視為「五常俱全」的靈物。中華文化的五常就是：仁、義、禮、智、信。

仁：乃是仁愛。

雁有仁心。在一隊雁陣當中，有些老弱病殘之輩，無力打食為生，其餘的壯年大雁，絕不會棄之不顧，養其老送其終，此為仁者之心。

一群大雁向南飛
一群大雁往北歸
白首不驚風骨不危

義：乃是情義。

雌雁雄雁相配，從一而終。不論是誰成為落單的孤雁，到死也不

會再找別的伴侶。

朝暮夕春 踏冬泥雪
風塵垂淚 悲合歡離

禮：乃是尊老禮讓。

天空中的雁陣，飛行時或為「一」字，或為「人」字，從頭到尾依長幼之序而排，稱作「雁序」。陣頭都是由老雁引領，壯雁飛得再快，也不會超前於老雁，這是其禮讓恭謙之意。

棲客萬重 山搖地動
遊者千呼 患難與共

智：乃是智慧。

雁之所以被稱為生靈，是因為大雁有智，落地歇息之際，群雁中會由孤雁放哨警戒。因為它是最敏銳機警的，所以不論是獵戶還是野獸，很難輕易捕捉。

歸途萬裡 生死相依
聲勢浩大 孤掌難鳴

信：乃是誠信。

它按照時節，南北遷移，從不爽期，至秋而南翔，故稱秋天為雁天。做人，也要誠信。

不畏天闊 諂媚神仙

一人之間 山水江湖

白雁從6歲跟著我學習中華養生文化，到30餘國家數千場演講；從起名白雁至今30年，在經歷了足夠的歷練和考驗之後，他的白雁大家族，終於成為國際化、弘揚「五常」精神，充滿正能量的團隊。

如今，白雁成為領頭大雁，帶領自主健康大雁群，展翅翱翔在廣闊的天空。為全球數十萬人帶來「自主生命」的美好前景，這是一個多麼壯觀又撼動人心的畫面啊！

白雁名揚天下，是因為她的愛心感動天地。所以，很多人問我們母女成功的祕訣，我要說：「我們關心的範圍有多遠，造就了我們能力有多廣。」

所以我說：白雁，你是唯一！

在此祝福：白雁家族，展翅飛翔，在廣闊的高雲之上。

傳承50年的唯一

白雁接受美國高等教育，有一百個理由可以成為優秀的企業家。但是，為了幫助更多人健康，她接棒傳了這一份女性最艱難的事業。

傳，不只是繼承，不只是承擔。白雁對這份事業是傳承，也是傳奇，她將傳揚中華文化的使命發揚光大。

經過50年，可以說我們是國際上唯一的，因為自古以來，我們創造了無數的唯一，都可以用「氣」字來表達。

① 真氣美人

我們是自古以來，唯一女性大師同時擁有高功力、高顏值。我年近八旬，被稱為不老回春的傳奇，白雁懷孕生產四個寶寶，年近半百，依然青春亮麗丶光彩照人。

② 氣到春回

從大師、老師到家族團隊，人人亮麗充滿活力。進入白雁家族就變成了凍齡族，讓衰老自然回春，唯一我們能做到！

③ 理直氣壯

我們自編首創唯一九層功法系列，功理全部依據中醫、易經、音樂療法、心理學為基準，用醫學數據為檢驗效果的證據。

④ 正氣浩然

我們傳送正能量，用生命能量換取他人健康，一步一層改變無數人的生命質量，倡導並且達到自主生命，傳承我們以德愛為本的唯一精神。

⑤ 同心一氣

我們的白雁家族從師祖、大師、老師、講師、義工，風雨無阻幾十年義務服務週末團聚，我們以愛傳愛，以敬贏敬，互相關照，助人為樂。「我付出，我收穫，我付出，我快樂」成為家族凝聚的力量，堅持付出是當今眾多健康事業的世界唯一。

⑥ 浩氣長存

我們用50年建造了茂密的白雁家族樹林，如今根深葉茂，日益強大，讓更多的人在白雁大樹下好乘涼。像我們這樣持久50年的根基，在當今世界是獨一無二的。

⑦ 大氣磅薄

我們創造了遍及世界32國的全球健康大學堂，演講遍及世界各地，50多萬中西各方人的認同讚揚，真實的生命健康見證，這在當今世界也是獨一無二的。

白雁家族是永不衰敗的正能量，因為我們樹已成林，只需陽光雨露，就會生機勃勃；因為，以傳愛為宗旨的傳承，永遠不會止息！

如今白雁已經功齡40年，接棒20年，她如大雁展翅，飛翔在廣闊的高雲上。他的成長是我的驕傲，也是我生存的價值。

在我們而言，傳承的不僅僅是生命，傳承的是中華養生文化的源遠流長，傳承的是精神，傳承的更是捨己愛人的偉大抱負。我們是華人揚名世界的國際品牌，有西方人所沒有的，並且值得他們尊崇，我們以50年的不懈努力為傲！

國寶級氣功大師、旅美氣功名家、近代新氣功運動發起人

高雲大師

國寶級氣功大師、旅美氣功名家、近代新氣功運動發起人

高雲大師

● 資歷 ●

◎ 北京中醫學院。

◎ 北京中醫學會，中華全國醫學氣功研究會。

◎ 北京中醫學院教師進修。

◎ 1985年 香港中文大學演講，翡翠電視台專訪、香港電台6個月專題節目播放。

◎ 1986年 加拿大溫哥華中華文化中心健康講座，加拿大電視台專訪。

◎ 1986年 美國西雅圖格蘭丁中西醫結合研究所，任中西醫結合學者。

◎ 1987年 新加坡、馬來西亞演講。

◎ 1987年 美國三藩市中華文化中心健康講座1年。

◎ 1988年 美國UC柏克來大學、加卅大學中醫療法講座。

◎ 1988年 美國東業中醫藥大學特聘教授。

◎ 1988年 赴日本東京接受當地社團邀請演講。

◎ 1989年 巴西演講，巴西醫學院講座，巴西國家電視台等三台專訪播出。

◎ 1989年 美國東方文化發揚基金會主席，全美各地巡迴講座。

◎ 1990年 應台灣文化大學校長陳茂榜邀請赴台，在台灣各地數百場大型演講會。

◎ 1990年 三大電視及各報刊雜誌爭相報導，出版DVD。

◎ 1990年 中央日報高雲教室整版專刊1年。

◎ 1990年 被評選榮獲美國加州10大名女士。

◎ 1991年 香港邵逸夫、台灣蔣緯國將軍、孫運璿行政院院長、唐飛行政院院長等人健康諮詢顧問。

◎ 1992年 在台灣高雄國軍英雄館演講，行政院院長吳敦義，親上台致詞祝賀，立法院長王金平等鮮花致賀。

◎ 1993年 與女兒白雁開始在歐洲各地巡迴講座，並於德國法蘭克福國際書展大型演講簽名活動。

◎ 1994年 高雲國際健康機構在台灣成立。

◎ 1995年 應台灣空軍總司令邀請赴空軍官校講座。

◎ 1995年 培訓出德國、希臘、瑞士、西班牙等國的中醫養生學講師多名。

◎ 1998年 赴澳大利亞巡迴講座。

◎ 1999年 退休，自主生命。

◎ 2002年 女兒白雁、女婿彥寬，正式接棒傳承。

RECOMMENDED ②

老舊的身體也能逆轉年輕

半年前，偶然在電視上看到兩位老師的專訪節目，裡面提到了幾個好朋友的名字——唐飛、彭淮南、林蒼生都在高雲大師、白雁老師和彥寬老師門下修習氣功。

後來統一企業總裁林蒼生引薦，拜會了兩位老師。初次見到老師實在驚為天人，兩人皮膚紅潤的像是20幾歲，當時我就決定拜師。

我會來練功主要是因為高血糖，嚴重的肩頸痠痛、膝蓋痛、睡眠很不好，腰痠背痛讓我很難入睡。學功後我堅持每天早晚練功1次，有時間就練1小時，沒時間也會抽空練個半小時。

膝蓋疼痛一直困擾我多年，2008年到2014年間經常帶著國內企業拜訪中國大陸，最痛苦的就是上洗手間都是蹲式，因為我的膝蓋蹲不下。

練功3個月後，我的腰不痠、背不痛，膝蓋竟然能蹲下了，整個身體確實都變年輕。以往起碼要躺在床上半小時以上才能入睡，現在幾分鐘就睡著，已經76歲的我，沒想到練功後身體回春了。

過去我在政府部門服務，也在台灣大學和政治大學教授行銷、管理與領導課程，也是台灣大學國貿系第一屆系主任，30多年的教書經歷，非常敬佩彥寬老師的教學態度，大氣又不失幽默，這點非常不容易，證明老師有真才實學才能做到。

兩位老師更有大愛，希望推廣顫掌氣功普及化，幫助更多人改善健康，擺脫病苦。作為學生，很樂意為大家推薦這本結合兩位老師經驗與智慧的養生寶典，運動養生永遠不嫌晚，期待你跟我一起走上自主生命的道路。

台灣前經濟部部長　王志剛

RECOMMENDED ③

從顫掌體現
中華文化的博大精深

這是一個新時代了。所謂新時代乃因以前是物質的時代，現在已逐漸進入非物質的新時代，現在正是過渡的時候。

肉體是物質，精神是非物質。由物質進入精神也有一個過渡。這過渡的能量，就是氣。古文寫做「炁」。現代語言的氣指的是空氣的氣，是有形的後天的氣。而古代的「炁」，講的是無形的先天的氣。它們都是相同的東西，只是粗細不同。

要掌握或學習使「炁」無中生有，由無形而有形，並不簡單，最好有位好老師指導。所謂良師，不只要指導方法，且要端正人品，像孟子講的「我善養吾浩然之氣」，這浩然之氣只來自人品端正的人。所以武術不只練功，而且要人品端正，道理在此。

我跟白雁老師、彥寬老師習功超過10年，兩位老師推動「中華氣血養生學」，將博大精深的氣的內涵，用淺顯易懂方式介紹給大家，這是新時代裡，學習練功養氣不容易的際遇。

近年來量子論澎勃發展，已瞭解了DNA是一種光能量的儲存單位。不同的電磁頻率，會有不同的機能出現。人的思想端正或充滿善意，其電磁波會因量子糾纏作用，影響全身DNA，甚至放射於外，成為不同的身體光環(Aura)，也就是說身體的健康狀態，會因氣或DNA能量的改變而改變。

這改變如調到與大自然的頻率同步，人就會愈來愈健康。我學了白雁氣功這幾年，複雜的功法不說，光是一個「顫掌」，就使我時常維持在健康的狀態。顫掌可以快速調動氣血，陰陽平衡，正是讓身體恢復到與自然相同頻率的最簡單方法。

時常顫掌，使氣血時時平衡，人也會變得安祥平靜。心一平靜，喜悅的能量就會帶動愛心，歡喜地做事。David R. Hawkins 在「Power vs. Force」一書中提到不同的精神層次，就有不同的頻率。而要提升自己的生命頻率，顫掌是最簡單，最好的方法。非常簡單易學，人人可以做，時時可以做，尤其對上年紀、身體不方便的人來說，更是不藥良方。

當然，白雁老師及彥寬老師，兩位老師傳授的不只顫掌一法。如由顫掌開始，好好體會古來中華文化的博大精深，如何在現代的工作壓力下，使身心順暢，活潑潑地開始一個新的生活，這才是我想為本書寫序的原因。

台灣前統一集團總裁　林蒼生

RECOMMENDED ④

持恆練功，挺過兩次大難

我生於上海，父親在電信局上海國際電台任職，家庭生活安定。可能由於我幼時的偏食習慣，使我身形較為消瘦。

抗日戰爭爆發後，隨父親的工作輾轉在大後方各地遷徙，飽受日軍轟炸之苦，勝利前，我12歲即投身軍旅考入空軍幼年學校，20歲自空軍官校畢業，8年的軍校管理嚴格，作息規律，運動多，偏食已有改進。身體狀況良好，體檢符合空勤體位，唯體重勉強合規定。

隨後多年在部隊飛行，噴射戰鬥機飛行體能消耗大，在事業前途有賴健康身體的考量前提下，要求自己注重營養與保持運動的習慣。

隨著各階層的歷練，階級逐漸的晉升，但在離開部隊進入高級司令部以後，案牘和管理部隊負荷度日益加重，使運動頻率亦相對減少，體力則隨年歲增加而出現了衰退的現象。

曾經在一個工作繁重的職位工作近3年，由於責任心的驅使，及不願辜負提攜我的長官們之厚望，更是全心全意投入工作，也因為工作壓力關係，當時一段時間竟然要依賴鎮靜劑始能入睡。

此時經朋友的介紹，我參加了「高雲氣功」學習，在經過高雲大師教授的回春功後，接著參加了白雁老師的大雁功和高雲大師的龜壽功學習，明顯的使身心狀況逐漸恢復了正常狀態。

但我必須坦承的說，身為公眾人物，擔心會干擾團練，所以不曾參加周末在中正紀念堂的團練。但我有恆心的好習慣，每晨至少練習一段功，從來沒有停止過1天。

當2000年因胸腺瘤施行大手術後，未遵醫囑過早出院上班，導致傷口感染再度入院，為防止感染脊椎施以重藥，45天才出院。又在2010年感染退伍軍人病毒，病危搶救後住院又達48天，出院靜養9個月之久。兩次大難均能康復，首先當然要歸功於台灣優良醫療體系資源，但無疑與我持恆以氣功和運動保養身體，有一定的關係。

自公職退休後，高雲大師亦已退休，白雁老師承接高雲大師的衣缽和基礎，婚後與夫婿彥寬老師進一步的發展和推廣之下，教學氣功呈現出驚人的成績，讓現代人在遭受社會急速和巨大變遷，加諸於身心的壓力時，藉氣功之助釋放壓力的方法，促進生、心理的康健，吸引更多人投入白雁氣功。

自受教同學持續累積增加，和班次向海外擴張的迅速程度來看，氣功的功效已普遍深植人心，且還在擴張之中。

白雁與彥寬老師合著《時尚慢動養生法》與《100天扭轉易生病體質》出刊後，新著《神奇顫掌功：白雁教你微幅振動自救術，3分鐘氣通、除病根、氣癒百病！》即將問世。喜見「氣功學」仍不斷向新的境界發展。並藉此機會，對挽救我健康的高雲、白雁與彥寬3位老師致誠摯的感謝。

台灣前行政院院長　唐飛

RECOMMENDED ⑤

跟對老師，學到正氣與健康

2011年的6月，1位經年讓我治療背患的朋友Mandy，邀請我參加白雁老師的講座會，我很雀躍地跟著她，還帶著診所的同事往會場擠，也許是跟白雁、彥寬兩位老師特別投緣，講座會後立刻報名上課。

我還告訴Mandy，想學氣功就一定要跟對老師學，因為我感覺他們很正氣和健康；還要儘早學，因為我眼見很多氣功老師到中年後身體垮得很快，英年早折。

就這樣，我在香港和台北兩地往返，數年內學了白雁時尚氣功的6套功法，還把家人和同事也帶入白雁這個大家庭，成為畢業生。

在學習的過程，我不斷分析各種功法的動作、力學和氣流，加上自己的得著和身心感受，融入脊醫的理論，漸漸地我開始推介我的病人，一同學習白雁時尚氣功，據Mandy說到現在經我介紹的超過200～300人，有些甚至成為助教和志工。

其實我自己反而沒有計算有多少人，只覺得他們可以從氣功改善健康，我便推介。我常笑說，我是為病人找個好歸宿，很多疾病的形成是長期不運動，或錯誤使用身體。醫生的責任是診斷和指出病因、找出病灶，當病醫治的七七八八的時候，總要找個方案給他們鍛鍊和提升。

白雁氣功很有系統地改善脊柱的活動能力、全身氣血的運行，有效而安全，加上老師指導全方位的順應四季生活方式、飲食方法、身心修養，令我更加確定白雁時尚氣功是一個修身養性的好歸宿。

這幾年，我見證了香港白雁團隊的成長，在老師的愛心與不斷培訓的滋養下，助教志工的人數和素質不斷提升，所以我也樂意讓那些不幸有病，病於無知和無助的朋友，接觸這股正能量，在這股力量下學習、成長，完善生命的質素，很多受助的人最後反而可以指導、幫助他人，傳承大愛、大康的精神。

近幾年，2位老師更將畢生的學養和知識，無私地分享在各個媒體，幫助許多人在家也可以簡單的練習，這形成一股文化的力量，可以想像不久的將來，白雁時尚氣功成為現代版的黃帝內經，我參與其中與有榮焉，感謝白雁老師，感謝彥寬老師。

香港脊椎名醫、脊骨神經科醫學院
基金創辦人兼現任理事

梁德君

RECOMMENDED ⑥

用自然的方法「逆轉亞健康」，是事實也是科學

我的研究領域是探究讓人遠離疾病的危險因子跟有助健康的保護因子，因為預防勝於治療。但是我自己呢！

從青春期開始，每次生理期都一定感冒，還會痛經，甚至痛到在床上打滾。婚後生產完開始腰痛，彎腰洗碗、拖地、做家事都是很大的痛苦；我的雙腳經常水腫，每晚都要按摩才能睡著，一爬樓梯膝蓋就痛。我還有嚴重濕疹，手部關節會破皮出水，得帶著手套洗碗做家事，甚至洗澡。

2012年做了健康檢查，體檢報告我有高血壓和高血脂，脖子以下長滿了骨刺。晚上睡覺前必須先用電熱毯把身體暖和了才能入睡，不過睡了1個鐘頭左右，又痛醒了，脊椎痛的問題困擾我長達3年。

最後，身體代謝不夠好，色素沉澱，有多處黑疤，臉色難看，很長一段時間自己每天過著生不如死的生活。

在朋友的介紹下，我學了白雁氣功。我驚訝的是，上課第一天看到老師的氣色，紅潤光亮也太有說服力了。課程中，老師的元氣與健康的理論讓我佩服，所以認真練功。2週後，原本身上的一個黑疤竟然明顯變淡了。黑疤代表身體的代謝不夠好，色素才會沉澱，而變淡的黑疤意味著我的循環、代謝變好了。

練功半年期間，我的睡眠品質變好，可以一覺到天亮，不需要再用電毯；水腫不見了，也沒有感冒，生理期也不再疼痛。半年後我又做了一次體檢，所有指數都回到正常，重度脂肪肝也降到中度，證明功法確實有效，短期內就能幫助改善亞健康症狀。

原本只是希望找一個運動方法，可以減緩自己身上的疾病自然史，意外地發現，這就是我在預防醫學領域多年尋找的保護因子。練功可以自然的方法來「逆轉亞健康」的頹勢。

雖然我還無法理解許多的氣學理論，因為白雁氣功，我的人生從黑暗變的光明。從無奈生活到自主生命，在我個人身上體現的是事實。在周遭的練功夥伴身上重複再現與驗證的是科學。

很榮幸可以為此書寫序，希望每個人可以運用老祖宗的智慧來達到健康的人生。

台灣大學流行病學及預防醫學博士　陳慧祺

RECOMMENDED ⑦

健康，是自己可以控管的

我們都知道身體健康很重要，可是真正起身運動、持之以恆的人有多少呢？

現代人生活節奏緊張忙碌，忙壞了身子，才來找醫生，每天吃上一把把花花綠綠的藥丸，引發副作用又不舒服、不舒服又繼續吃藥，進入無止盡的惡性循環，難道我們真的就只能認命嗎？其實，我要告訴大家的是，有一個方法，每天只要3分鐘，練習簡單的氣功動作，就能擁有健康、回復健康。

人一定要到了生病，才重視自己的健康和生命嗎？有沒有想過，只要你一生病倒下，從前用生命換來的資產，很可能通通付之一炬，不僅無法安詳享受，還要咬著牙忍著病痛度過接下來的人生，疾病絕對是人生的負債。

其實，每個人都有「健康存款」，有人每天拼命透支，也有人努力地存入資本；不管支出或存入，可以確認的是，健康是自己可以控管的。

為了養生和提早儲存「健康存款」，我向白雁老師學習氣功。讓我感到非常神奇的是，每天只要10分鐘的氣功練習，我的精神不僅變好，還更有體力和效率處理繁忙的公務、讓我重新找回健康活力的體質。

2016的5月，我看見練習白雁時尚氣功的學生，排列成一朵層層疊疊綻放的蓮花，表現出強大的生命力與優雅，所有人展現出快樂、熱情、無私和堅韌的生命力。

我希望親身的體驗和喜悅，可以分享給馬來西亞的廣大人民，一起來練習白雁氣功，讓越來越多人可以走上自主生命的健康道路。

馬來西亞拿督、馬中總商會中央理事　葉紹平

RECOMMENDED ⑧

氣功運動療癒了我的傷

我是個非常喜歡運動的人，從小就參加校內外甚至全國的各項運動比賽，夢想就是要進入國家隊當職業運動員。在運動生涯裡，最怕就是受傷，往往一次大傷就導致退役！除了身傷，運動員還要忍受心理上的折磨，我們必須要時刻保持高度的集中力，精神高度緊張，長期下來，就產生了消極情緒，心理也極易疲勞。終於在幾年前帶著大小身傷心傷，離開了為伴20多年職業運動生涯。

某天Elsie興致勃勃的和我分享白雁時尚氣功，口沫橫飛，比手劃腳，說幫我報了名，某月某日去康樂小學上課就對了。基於對她的信任，姑且一試，這一動念果然為我帶來好消息，長期大腿拉傷的疼痛，背部和下背腰疼痛都得以改善，這之前國家體育學院醫療部也拿我這些傷痛沒辦法。

和氣舒壓法以後，在寶鳳教練的鼓勵下我開始和她學習蓮花養心法，帶給我很大的衝擊，每次練功都能讓我內心很平靜，時刻提醒自己要更愛惜生命，要更懂得感恩手中所擁有的一切。YoungQi回春動作緩慢，一開始學非常考我耐性，馬上察覺自己對人與事要更耐心。功法動作舒緩了身體很多部位的疼痛，尤其是身體許多繃緊的小肌肉，這些都不是靠治療或專業按摩可以舒緩的。

回頭看，要是在當運動員的時候就學習白雁時尚氣功，現在就不需帶著這些傷痛過日子。這些傷害都可以在練白雁時尚氣功配合運動下全面顧好身體，預防傷害。非常感恩能夠學習到白雁時尚氣功，感謝白雁老師、彥寬老師、教練及所有幫助過我的人。

香馬來西亞前世界級壁球國手
現任Astro Arena主播・主持人及體育評述員
馬來西亞2050年國家轉型計劃大使
Sharon Wee

作者序

FOREWORD ①

願給尋求健康的朋友們一盞明燈

源起

我出生時罹患先天性心臟病，幸運的是，我有一位智慧的母親。

她引領我自幼學習氣功，使我因病得福，從小打下童子功功底，更帶領我走遍全世界救助病苦的人，展開了一趟跨越文化、人種，搶救生老病苦的旅程。

母親

我的母親，大家都稱她高雲大師，自幼體弱多病，在一個機緣下，因服用以毒攻毒的中藥後誘發了人體特異功能。她還是孩子時，就能看到孕婦肚裡的孩子頭朝下方；更在一次意外的經歷，用小手撫摸父親的後背，神奇地讓腫瘤變軟、消失。緣分和天賦指引她開創大師的生命格局，從十幾歲開始，她就跟名中醫坐堂學本領，種下用醫藥、氣學幫人解脫病苦的強烈願望。

然而，母女同命，我也經歷一樣的考驗。母親在懷我時正逢時代性的變革，孕期環境不好，導致我出生便被診斷有先天性心臟病。

幼兒時，我除了心臟問題，更陸續發現胃腸病、風濕病，氣虛的我整天哭鬧不停，尤其晚上睡覺更是痛苦，我常常呼吸不暢，不能躺平，一躺下就嘴唇發紫，喘不過氣。父母和祖父母甚至為了讓我呼吸舒服點，整夜輪班用直立的方式抱我。

天命

孩子身體不好，大人絕對不輕鬆。當時全家跟著一起受罪，擔驚受怕，我虛弱的身體成為母親心底最深的痛。上小學後，雖然我的功課總是名列前茅，但體育永遠不及格。母親為了鼓舞我的自信心，用僅有的每個月薪水，送我去學小提琴，更鼓勵我考取北京市少年宮兒童管弦樂隊，每個週末，無論風雨，都在外面陪著，等著我練習結束。除了音樂之外，氣功更是我童年最好的寄託。

從小，媽媽便常常講她的師父嶗山道長的神奇故事給我聽，當我第一次有機緣到嶗山拜見師父的時候，他的第一句話竟然是「這女娃有天命在身啊！」當時小小年紀的我還不懂那是什麼意思，只是隱隱約約的盼望著快點長大，好去幫助道長爺爺完成那個「天命」。

特異功能

從小學氣功幫助我開發了特異功能。小學的時候，我就能用耳朵認字。經過母親特殊訓練後，只要你把字寫在紙上折起來，然後放在我的耳朵，我就能聽出來、內視看出來這個字是什麼。那個時候，我幸運趕上中國第一批特異兒童訓練班，接觸到其他的特異功能小孩子，親眼看到每個人都有自己的絕招。

特異功能班的孩子中，有的人可以耳朵認字、手指認字，有的可以透視人體，有的看的到地下金屬，有的能夠把東西從密封的盒子裡面拿出來。當時的我們，懵懵懂懂，只覺得好玩，根本不明白，這跟變魔術有什麼不同。然而小時候的特異功能經歷，卻對我長大後教授氣功發揮了決定性的影響力。

從兒童特異功能的經驗中，我肯定的知道，未知世界遠大於已知世界。世界之大，無奇不有，而氣是千真萬確存在的。看不到，並不代表不存在。在媽媽的帶領下，我從大雁功的顫掌開始一步一步認識了氣功，跟隨母親學習各家流派的氣功、靜坐、養生學、回春美容學等幾十種。我出生時的小名叫雁兒，立意為春分大雁回家，喜悅美滿，又因最初與大雁功的結緣，母親期許我可以永遠潔白、純淨，就以「白雁」為名紀念。

顫掌

在我傳授氣功的三十年過程中，發現大部分人都有微循環不良的問題，而很可能因為小病不知道怎麼調理，最後「等」出了各種慢性病或者重症。十年前，我和母親共同決定，把大雁功中的基礎動作顫掌做為入門功法，全面推廣出去。顫掌是個初看，不覺得起眼的動作。很多人都輕忽，覺得應該很容易。不過，每次我在免費講座中讓來賓初試驗顫掌時，一定能看到大家的臉從一臉不屑，到不可思議，大家在做了3分鐘後，都會突然驚醒，原來自己的身體，真的不如想像中好，原來微循環，是這麼重要的一件事。正因為顫掌這個動作簡單，推廣又廣泛，受到各國民眾的歡迎，在全世界，一起顫掌的人已經超過50萬人。

傳承

自從我有了四個孩子為人母，對於母親推廣氣功這份志業更有所感，這次藉助出版的機會，攜同兩個女兒及先生一起示範神奇顫掌法，讓傳承正式進入第三代。除此之外，我們也把顫掌法推廣到企業裡面，創造了適合企業學習的和氣舒壓法課程，現在已經有超過上百家公司、企業在幫助員工，堅持不懈的養護身體。我們更要把好課程傳播到全世界，只要有華人的地方，都有白雁時尚氣功的蹤跡，從德國、美國到加拿大等各大西方國家，無論哪一國家的人都震攝於中華文化的精深奧妙。

從母愛出發的功法，最後在以愛相傳，以心傳心的力量下，圓滿傳承了我的母親助人的初衷。三十年傳授功法的過程下來，我終於悟出了當年道長所說的「天命」的涵意。那就是將自己的一生奉獻給那些需要健康的人們，把顫掌推向全世界發揚光大，讓更多人有機緣自主健康，走上回春之路。

願這本書帶給尋求健康的朋友們一盞明燈，預防勝於治療，重視身體自療，提早關注生命品質。

以此書，獻給母親，高雲大師！

白雁

氣學管理專家

白雁、彥寬

師承白雁母親高雲大師，獨創抗老回春養生法，享譽國際，在歐美、中南美、亞洲有超過50萬受益者。

8歲築下童子功根基，研究世界各類養生、自然療法及氣功數十種，養生修煉40年，氣學管理教學經歷超過30年，受邀演講全世界30幾個國家；並應邀到德國，美國，加拿大，澳洲，希臘，瑞士，西班牙等國專授『健康管理教練』師資課程，培訓專業優質講師，學生遍佈全世界。

白雁、彥寬老師優越的養生教學、編創獨一無二的養生法，對自主健康有跨時代的遠見，兼具引領潮流的領袖魅力，被各國推崇為當代自然療法專家中功能最全面，口碑最佳的國際明師，其時尚氣功教學方法，廣受上班一族喜愛。

● 事蹟介紹 ●

◎ 德國認可「自然養生法」名講師。

◎ 在德國由Frankfurter-Ring, Windpferd等專業授課。在希臘由Athens Naturopathic Academy 邀請專業授課。在美國與加州柏克萊大學（UC Berkeley），西雅圖自然療法研究所等合作學術性研究。

◎ 歐洲各地巡迴演講，並於德國法蘭克福國際書展舉辦大型演講簽名活動。

◎ 德國、馬來西亞、香港等地「健康管理教練」創始人，授權近90位健康管理教練全世界授課教學。

◎ 編創「時尚養生學」、「和氣舒壓法」、「蓮花養心法」、「親子和氣」「親子大雁」，成功幫助世界百大企業，改善員工健康，提升企業產能，為千萬家庭找回健康幸福，提升生活品質。

◎ 受邀指導台灣三屆行政院長、國防部副部長等長官，學習養生健康。

◎ 指導台灣空軍官校健康養生課程，指導岡山空軍官校、清泉崗飛行中隊。

◎ 受邀世界知名企業：Google、雅虎Yahoo、博通Broadcom、台積電TSMC、聯發科、鴻海、趨勢科技、阿里巴巴集團、娃哈哈集團、統一集團、長庚醫院、杏輝藥廠、美國益邦製藥、香港IBI Group、香港太興飲食集團、香港貿易發展局、中國銀行、東亞銀行、恆生銀行、渣打銀行、中華航空、國泰航空、新加坡航空、馬來西亞航空公司等健康課程指導老師。

● 媒體報導 ●

廣受世界各大媒體採訪，包括德國國家電視台、北美衛星電視、台灣華視中視、年代新聞、香港明報、香港東方日報、香港經濟日報、香港頭條日報、馬來西亞星洲日報、馬來西亞大家健康雜誌、台灣中國時報、自由時報、蘋果日報、壹週刊、經濟日報等。

● 常駐專欄 ●

台灣News98新聞台專欄、遠見天下文化未來Family專欄、工商時報專欄、Cnews專欄、馬來西亞大家健康專欄、台灣中時電子報專欄、香港頭條日報專欄、馬來西亞星洲日報專欄、馬來西亞光明日報專欄、新加坡新明日報專欄。

● 相關著作 ●

◎ **書籍**：德、法、西班牙、希臘文著作《氣的世界》，英文、德文《人體五行密碼》《氣功與生命》，中文《戀氣》《青春Young氣》《幸福好孕氣》《氣，上了癮》《3分鐘懶人養生法》《時尚慢動養生法》《100天扭轉易生病體質》

◎ **有聲書**：《世紀解藥》《三元延壽系列》《3分鐘懶人養生法》

◎ **DVD**：《隨氣自在》《白雁時尚養生法》

◎ **音樂CD**：《活水之境》《修煉音樂》

FOREWORD ②

我們一起往更健康的道路上邁進！

修習白雁氣功至今已經有5年的時間，這段時間我從一個氣功的門外漢開始追隨白雁、彥寬兩位老師修習氣功，從而逐漸對於這門古老的學問有所了解，浸潤在其中的時間越久，愈發覺得其中諸多奧妙之處超乎自己的想像。

在沒有學習氣功之前，因為小兒科人力缺乏的關係，我常必須在醫院值班，長時間的日夜作息顛倒，再加上高壓的工作型態，自己又沒有良好運動習慣，經年累月下來身體逐漸出現了警訊。

持續的全身肌肉痠痛必須仰賴按摩緩解症狀、睡眠不足連看診到一半都會不小心打起瞌睡、記憶力及精神無法集中，必須仰賴大量的咖啡來透支自己的精力，這些都是非常典型的過勞症狀。但心裡總覺得我還可以撐下去，沒有太在意去調整生活型態、得過且過，絲毫沒有意識自己彷彿在走鋼索般的賭運氣，現在回頭想想，當時沒出事，實在是萬分僥倖。

第一次上YoungQi回春功的時候，就接受到「震撼教育」，老師讓我們做一個看似簡單的緩慢轉腰動作，居然腰痛到咬牙切齒、叫苦連天，全身汗如雨下。當下為了面子問題硬撐著，但心中著實大吃一驚，沒想到自己認為不嚴重的腰痛，竟在如此慢速的練功過程中劇痛到難以忍受。

開始練功後，以往鮮少流汗的身體大量排汗，體重在幾個月之減了10幾公斤，身體狀況也明顯改善。驚訝之餘，也理解到看似平凡無奇的緩慢動作中必有蹊蹺，絕不是表面上那麼簡單。這些年下來，雖然對於功法動作已經相當熟練，卻深覺學無止境，隨著時間的累積，每個階段都有不同體會，也對於當初創建這套功法的高雲大師大為佩服！

這些年來，我發現門診中有許多病人跟我有類似的亞健康症狀，因為自己在學習白雁氣功後症狀大幅改善，所以也很希望能將這麼好的功法推薦給各位。也希望大家能重視自己的身體，瞭解服藥治症狀不是唯一解方。除了配合醫師的建議認真執行外，還是有許多我們自己努力的空間。

健康是自己的責任，運動是促進健康、增強免疫力一種很好的方法。若你正在選擇最合適的運動，我強力推薦白雁氣功，它既不受天候場地的限制，也可以個人化安排練功的內容，但還是必須經過嚴謹的功法設計與老師的指導，才能事半功倍。希望大家都能夠跟我一樣逐步往更健康的道路上邁進。

葉樹人

資深兒科主治醫師，專長於兒童先天性心臟病治療，心導管檢查及兒童重症醫療。現任馬偕兒童醫院兒童心臟科資深主治醫師、兒童加護病房主任、兒童心臟科醫學會副祕書長及馬偕醫學系專案助理教授。

CONTENTS

推薦序

作者序

第1章 循環是關鍵，健康大不同

第2章 微幅振顫，身體在共鳴

第3章 氣功調和「氣血」，是生命的基礎

第4章 血管危機，藏在細節裡

第5章 初學氣功，一次上手！

第6章 氣功自癒的祕密

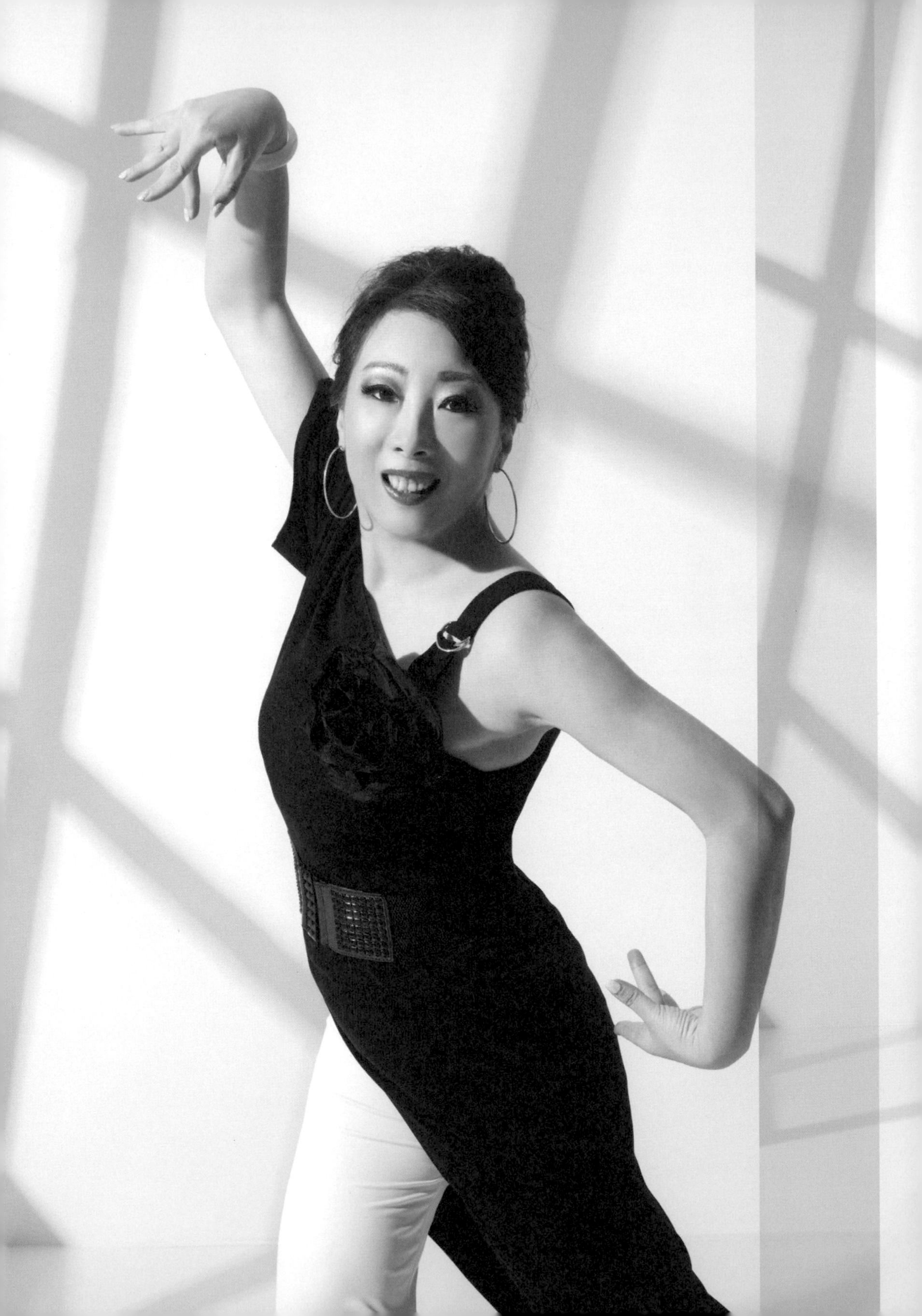

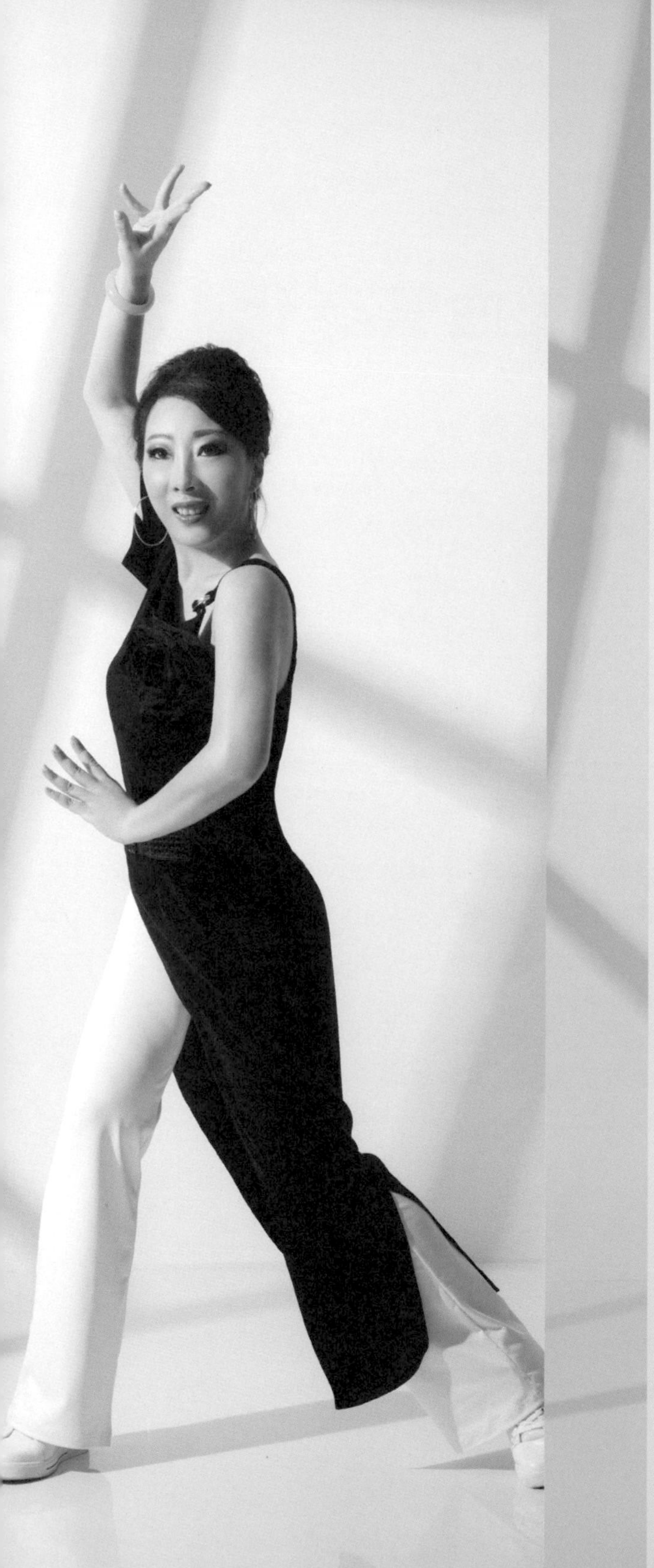

Chatpter

1

循環是關鍵 健康大不同

血管病變隱藏致命危機

大循環出問題，血管老化！

每 5 人就有 1 人死於血管問題引發的相關性疾病，20 到 39 歲正值青壯年，竟高達八成有血管衰老現象，尤其 40 ～ 49 歲是心臟病發生率增加速度最快的族群。

小病不求人的時代來臨了

養生熱潮已經開始席捲全球，不論是瑜伽、太極拳、冥想、靜坐還是禪修，都越來越受現代人歡迎。在這股熱潮中，方法眾多，有的強調修身、有的強調修心，有的強體，有的重視伸展。大家會追尋這些養生法，都是出於對疾病的擔憂，特別是心腦血管重症越來越多的趨勢非常明顯，很多人開始意識到，健康除了靠醫藥，也要靠其他保養才能共同達到。

醫學科技日新月異的今天，生病的人不減反增，小病去醫院太麻煩，該怎麼辦呢？有件事實非常明確，下一個10年，小病不求人的時代將會正式來臨，人們會越來越重視在家就可以做的保健養生。氣功顫掌3分鐘這個方法，正是有效又簡單的保健運動，特別是針對現代人最害怕的心腦血管疾病預防和輔助改善，有絕對的幫助。

我是白雁，自8歲因先天性心臟病體弱多病，因緣際會下學會了氣功，從事氣功的推廣工作30年，在教學過程中，看過多種疑難雜症的病痛糾纏。來找我學氣功的，往往都是看遍各科，仍然身體不舒服，最後想到練練氣功。沒想到一練欲罷不能，成為興趣，終身受益。

總結起來，氣功效果為什麼能這麼好？我認為原因有三。第一，氣功人人可學，人人有氣，也就都有調氣的能力；第二，氣功天天可做，一旦養成習慣，變成生活的一部分，運動的效果就能持久；第三，氣功不僅調身，也能調心。

練習氣功後，不僅血液循環變好，還能安定情緒，改變緊張心情。綜合以上三大優點，能夠把氣功至簡並且普及，對社會將是一大貢獻。每個人如果能夠先做好自我保健，就能減少慢性病、重病、小病不斷等龐大的醫療開支，身體健康了，也能更有生產力。

我的先生，大家稱他為彥寬老師，為了協助我推廣氣功，辭掉大學教職。而我們在推廣氣功的30年中，縱然懷孕生了4個孩子，仍然沒有間斷地在全世界飛來飛去，就是因為這個氣功太好了，能夠幫助的人真的不計其數。

迄今已授權德國50位合格教練，亞洲40位合格教練，共培養了90位健康管理教練全世界授課教學。他們都是各行各業的菁英，卻甘願把自己的時間拿出來推廣氣功。其中一位就是本書另外一位專家作者葉樹人醫師，他是台灣兒童心臟內科權威專家，在推廣顫掌普及這件事情上，大力支持。他確信，只要堅持做對的運動，不僅能少生病，對於預防三高效果也很好，醫者的仁慈，在他的身上無私彰顯。

我們的共同心願是，透過健康教育，公司能夠鼓勵員工每小時做3分鐘顫掌，讓肩膀鬆活，腰腿氣血循環順暢。民眾能夠養成習慣，回到家中，早上梳洗後做3分鐘顫掌，晚上回家晚飯後做3分鐘顫掌，日積月累下來，健康存款一定增加，健康素質也將大幅度提升。

大循環有毛病，三高來找碴

在我多年教學經驗中，發現一個明顯的連結，那就是身體心血管系統的大循環出亂子，中年後很容易慢性病纏身。高血壓、高血糖、高血脂三高，每年讓千萬人成為生活品質不佳的患者，因循環疾病而引發猝死的人是每年遞增。在亞洲，例如台灣、香港、馬來西亞、日本，心腦血管疾病也是僅次於癌症的第二大殺手，每5人就有1人死於血管問題引發的相關性疾病。

台灣大學公衛學院與衛福部公布台灣慢性病危險因子排名，前4名依序為高血糖、抽菸、高血壓、PM2.5暴露，其次還有不健康的飲食攝取、肥胖、少運動等問題；更特別指出，致死率高的幾個族群都是因為慢性病控制不當，引發缺血性心臟病與中風。在我教學氣功30年的經驗中發現，只要每天堅持練習10分鐘氣功，特別是針對改善微循環的氣功動作，就能有效提高身體循環力，對慢性病的調理有很大幫助。

身體的大循環要好，需要三個條件：血清、血管彈性好、微循環暢通。本書從中國古代道家氣學養生的角度，通過每天可以在家就練習的有效氣功方法，輕鬆完成保養血管、延緩老化、穩定血壓、疏通經絡、改善微循環的功課；更重要的是，這些簡單易學的氣功法還能幫助身體內在大掃除，把每天的體內廢物排出去，對於預防三高、腎臟病變、肝膽疾病等，有良好的保健效果。

血管老化，變窄、變厚、變硬

如果把人體想像成一畝田，引水灌溉的渠道就是血管，灌溉條件好，能培養出肥沃的土地；相反的，如果渠道不利灌溉，土壤得不到水分與養分的滋養，這塊田地只能漸漸乾枯荒廢。

血管開始老化，最先表現在血管變窄、變厚、變硬，不僅血液循環不好，還會危害其他器官，衍生出許多全身性的血管病變，嚴重程度可致人於死。

Dr. 葉的診療室

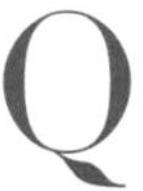

如果心臟不好或三高慢性病患者，要加強運動嗎？

A 在門診中，我發現現在三高的人口增加，不僅年輕化，而且終生服藥的很多。我認為除了服用藥物以外，平時就要重視保健和運動。很多三高患者往往都等到發生嚴重狀況後才開始想要養生，這是錯誤觀念。雖然這時已不適合做劇烈運動，但仍可選擇適合自己身體狀況的運動來改善健康。這裡要特別強調，不能只被動做復健運動，更要有主動運動的觀念。

我建議，如果已經有三高慢性病的患者，可以先從微幅運動，例如顫掌這樣的動作開始。微幅運動屬於輕度到中度的運動，不太需要熱身，也不會過度消耗體力，但對全身循環及血管彈性改善絕對有幫助。

● 血管病變隱藏的致命危機

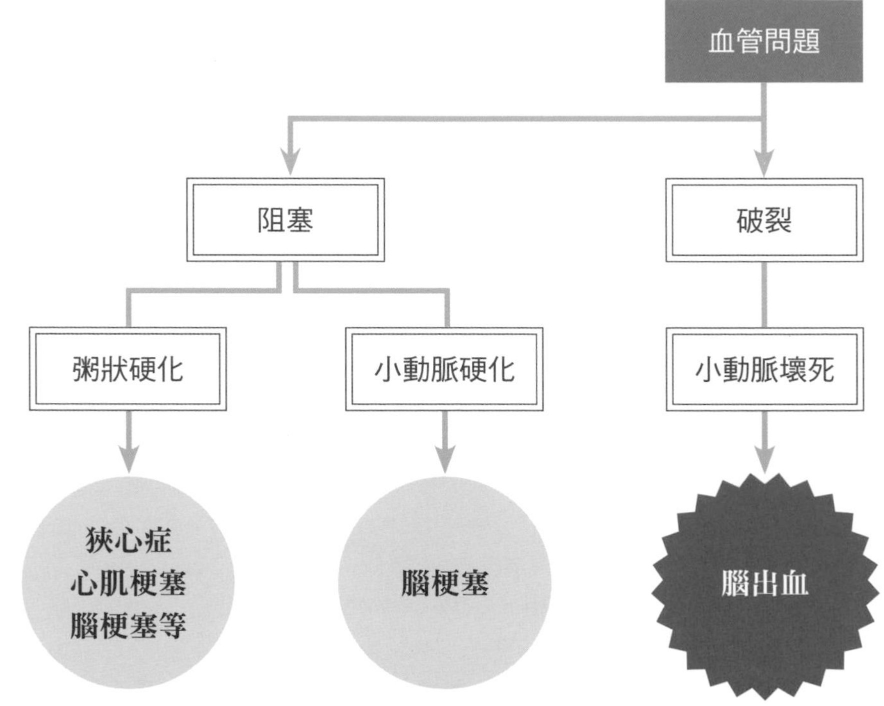

▲ 血管出問題，隱藏了許多致命危機，像是腦梗塞、腦出血及心肌梗塞等，絕不可輕忽！

健康小教室　血管對於健康的重要性

血管是遍布於全身的組織，甚至不算是人體的器官，為什麼會讓人陷入致命的危機呢？原因就在於，血管是身體裡最重要的運輸管道，所有器官需要的營養和代謝物質，都要經由血管供應和輸送，一旦血管失去彈性，營養帶不到，廢物清不走，首先危及心臟這個人體的馬達，久而久之，其他器官也會出問題。

中年人血管病變占一半

值得注意的是，現代人飲食習慣改變，運動量減少，出汗量不足，近半數中年人的血管年齡都比實際年齡大，尤其40～49歲是心臟病發生率增加速度最快的族群。一項血管年齡抽樣調查發現，20～39歲正值青壯年的男性，竟高達八成有血管衰老現象，隱藏在血管老化下的健康危機正在侵蝕我們的生命。

以心血管疾病的潛在病患來說，很多人誤以為男性比女性高出很多，但實際研究發現，三分之一女性死於高血壓等心血管疾病，且30歲後，高血壓比率逐年上升，比率遠高於男性。其中，當然有部分是像我這樣的先天性心臟病患者；但更多的是後天因飲食、運動不足、不良習慣造成的血管老化族群。

台灣高血壓學會指出，高血壓成因包括生活習慣、飲食、遺傳、內分泌或壓力等因素，不過現代人不愛運動，或者沒有做對運動，微循環不好，則是另一個主要原因。值得注意的是，缺乏運動而導致循環不好的問題還有冠心病、腎臟病、肝病等，這些疾病不僅影響生活品質，且很多人需終生服藥，在各國醫療費用使用比例上，都高居第一。

30歲後，血管開始老化

由此可見，血管老化不是上了年紀才會發生的問題。研究顯示，30歲後，血管逐年老化，人到中年，血管硬化的比例幾乎達到一半，血管疾病在年輕人身上越來越常見。也就是說，人人都該注意自己的血管健康，且是當務之急的首要大事，提早找到適合自己的養生運動，特別是改善循環力，預防永遠勝於治療。

● 血管老化有年輕化趨勢

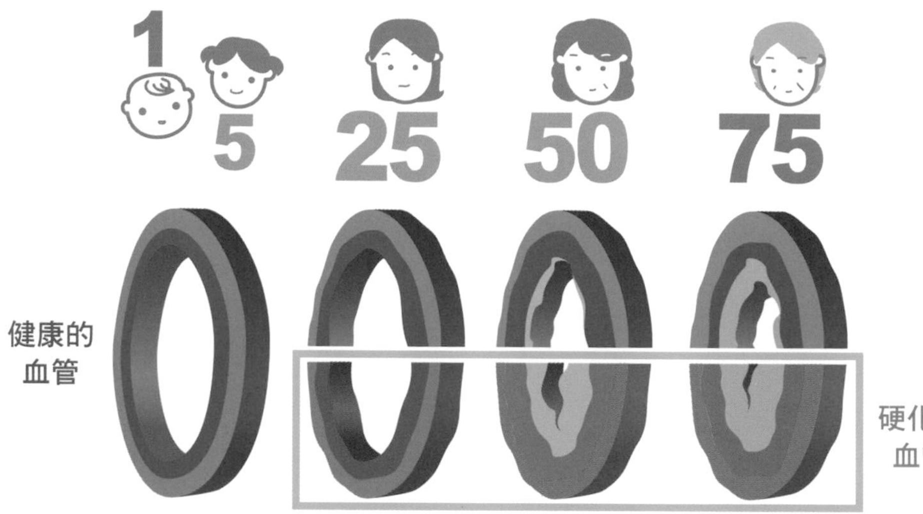

▲ 血管隨著年齡會逐漸老化，而人到中年，血管硬化的比例幾乎達到一半；隨著現代人生活習慣改變，血管老化也有年輕化趨勢。

健康小教室 **血管老化邁入年輕化**

很多人以為，血管問題是中年以後才要擔心的事。事實上，很多 20 幾歲的年輕人，血管已經出現脂肪斑塊，很多地方開始有阻塞的現象，這就是老化的危機；現代人飲食油膩，幾乎不運動，也造成有 10 幾歲的國中生或高中生腦中風的例子，足以讓人對循環性疾病有所警惕。

肥齡下滑，「兒童肥」與「成年肥」

血管老化與肥胖有關聯性。而肥胖問題不只在成人身上，兒童肥胖比率也逐年攀升。兒童肥胖80％會導致成人肥胖。也就是說，小時候肥，長大了也脫不了體脂肪高的命運。

隨著年歲增長，血管壁增厚，血管老化和硬化更是難避免。再加上現代人，吃的多、動的少，不但容易體脂肪高，還常伴隨高血壓、高血脂、高血糖三高問題，更會加劇動脈硬化，提高心血管疾病的發生率。不過這些問題，開始都沒有明顯症狀，很多人在運動時感到胸悶，或日常活動感到不舒服才去做檢查，其實有自覺症狀出現時，往往血管已阻塞大半。

我的4個孩子，每個都從4歲開始跟著我練氣功。我的學員中，最小從6歲開始跟我上課的人比比皆是。他們都是父母發現練氣功後身體全面改善，才智慧的帶著孩子從小練起。

這幾年，我在各地推廣的親子和氣、親子大雁課程，是專門為孩子們設計的，目的就是把孩子的注意力從3C產品上移開，讓他們站起來，每天動10分鐘。孩子上課後，不僅了解運動的好處，還會自我選擇離開垃圾食品、冰品、甜點。而這些其實都是觀念的改變，越早執行，越早紮根，我們血管的健康，才有機會打好基礎。

健康小教室 **肥胖兒童心血管問題特別多**

我們都知道長期高血壓會造成心臟及腎臟的病變，也會增加腦中風的危險性。不過你可能不知道，超過一半以上的小兒高血壓，是兒童肥胖造成的。小兒科醫師指出，肥胖兒童的心血管問題特別多，例如：冠狀動脈的血管粥樣病變，在兒童時期就已經開始產生。如果沒有及早改善，長大後因為血管疾病猝死的機率比一般人高出很多。

Dr. 葉的診療室

Q 兒童型肥胖會增加未來慢性病的風險。在葉醫師的小兒病患中，除了先天性疾病，後天過胖的孩童比例高嗎？

A 兒童肥胖人數不但逐年提高，年齡層也是逐年下降。我曾經看過 1 歲大的小朋友體重 19 公斤，阿公每天餵他吃 3 顆蛋，膽固醇高達 240mg/dL，甚至於比一般成年肥胖病患的血脂肪更高。教科書中曾經出示過一張照片，死亡胎兒的冠狀動脈血管壁已經開始有膽固醇的沉積了，因此要知道血管老化有可能從胎兒期就會開始。

我的病患中，已經出現症狀來看醫生且要積極處理（包括飲食控制、運動管理）的年紀，大多是從 6 ～ 9 歲開始。以往認為「小時候胖不算胖」的觀念是錯誤的。統計上小朋友如果過胖，長大後持續肥胖的比例高達 6 成以上。

很多青少年過重或是肥胖的學童做了檢查，才發現自己有輕度脂肪肝。如果 BMI 值很高達到病理性肥胖的話，往往已經是中度脂肪肝合併發炎。如果繼續胖下去，長大後有一部分的人會發生肝硬化情形。往往尿酸也會高起來，代謝症候群的問題已經開始浮現。因為脂肪細胞會製造一部分雌激素，因此女生的發育，包括初經、胸部發育都會提早。男生常會有男子女乳症的發生，影響學童的自信心。

不過值得注意的是，一般兒童如果還不到病理性肥胖，往往回診的比率也不高。表示大多數家長對於孩子肥胖應該積極處理的病識感還不夠；如果沒有檢查，根本不知道孩子已經有尿酸過高或是脂肪肝了，因此錯失了早期處理的大好機會。

針對這些肥胖的兒童，醫生通常不開藥，事實上，兒童肥胖沒有很好的藥，例如降血脂的藥物至少在 9 歲以後才可以使用。我們多半是建議他看營養師，調整飲食習慣，最重要的還是積極運動。

我覺得 3C 產品對孩子肥胖有一定的影響。如果每天能拿出 30 分鐘，做些改善循環的運動，對於預防未來的肥胖相關合併症會有很大幫助。

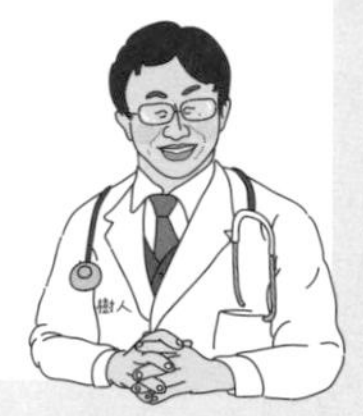

3 年瘦下 21 公斤，血管變年輕！

氣功學員——陳先生

我從小就不愛運動，大學畢業前體重就破百，那時作息不正常，夏天最喜歡用含糖的冰咖啡提神，徹夜趕報告。畢業後在會計師事務所工作，常常加班到晚上 11 點，週末繼續加班，1 天吃 5 頓飯，3 個月胖到 107 公斤。從讀書到工作，一個自卑的大胖子，還因此一度罹患憂鬱症。

結婚、孩子出生後，家庭工作兩頭燒，每 1 ～ 2 個月就感冒，體檢驗出貧血、高血糖、重度脂肪肝，晚上失眠，早上起床因足底筋膜炎，必須跳著走。我不禁在想，這樣的身體能讓我看到孩子的婚禮嗎？如果我倒下，妻小以後的生活怎麼辦？

練功後 1 個月突然發現，我不用再去做足底按摩，不會腰痠背痛了。3 年下來，我瘦了 21 公斤，自己明顯覺得血管都變年輕了，我的肝臟恢復正常，脂肪肝已經不見蹤影，所有健檢指標都正常，高血糖、貧血都好了，身體的柔韌性大幅的增加，對周邊人事物的回應能力也提升了。工作效率高了，升遷外派願望一一實現，假日也更有體力陪小朋友玩耍。

循環偵測器，慢性病前兆

微循環不好，就是瘀堵

身體哪個地方出問題，都會在微循環第一個反應出來。通常在一個人還沒有出現病症之前，很可能就有微循環障礙而不自知，也因此經常被忽略。瘀堵常以疲倦、無力、僵硬、痠痛等小症狀先表現出來。

微循環不好＝瘀堵

前面，我們細述了大循環的重要性。如果把大血管看成是埋在城市地底下的自來水大管線，那麼微細血管就是從大水管通往我們家裡的小水管。要是人人家中的小水管經常往裡面丟垃圾、倒油垢，小水管堵住的同時，也會反過來影響大管線的暢通。如果說大血管關乎生命安危，微血管則關乎身體體質，大小血管加在一起的循環通暢，是健康最基礎的保障。

什麼是微循環不好呢？你可能有以下的經驗吧。很多女性一到冬天，就有手腳冰冷的症狀，甚至睡了大半夜，手腳都還是冷的。有的人以為這是身體虛，就拼命吃補來助陣，結果頭昏眼花，牙齦腫痛，臉上長瘡，效果還沒看到，倒是火氣大的很。其實，這樣的症狀是西醫所說的「微循環不好」，也就是中醫說的氣虛造成的「瘀堵」。

如果說大動脈、大血管的暢通關乎性命安危，那麼我們身體裡微細血管的微循環就關乎氣血運行的健康。微循環，聽起來只是在細微末節處的血液循環，又不像主動脈循環那樣關乎生死，好像沒什麼大不了的，實際上卻會影響到我們全身的重要臟腑器官。

舉例說明，養分就好像一個包裹，要及時從商家快遞到你家，中間有100公里的路程，偏偏在通往你家附近小巷弄的最後1公里道路上堵住了。實際上，只要東西到不了你手裡，前面就算走了99公里的路程都是白費。養分只要到不了臟腑，前面循環再努力，也一樣無法供給營養。

健康小教室　中西醫看微循環

以西醫觀點來看，人體的微循環，是指小動脈與小靜脈之間的微細血管循環，透過分佈在全身的微細血管，血液得以進行交換和吐故納新。

微循環不是只有在身體末梢四肢，身上所有的組織和各個臟器都有微循環。

如果微循環出現障礙，微血管會變形，血液交換不了，氧氣和養分輸送不到，廢物又帶不走，代謝功能就會出狀況。

從中醫來說，微循環會影響到我們人體氣、血、津液的交換。一旦身體的血液循環不好，首先表現在末梢微循環障礙上，這也就是中醫所說的「瘀」，其實就是氣血開始瘀堵了。

當水壓太低，家裡的水管處於管線的末端，就會發生出不了水或斷斷續續的狀況。人體也是一樣，循環不好的時候，末梢就是供應血液最困難的地方，會最早反應循環出狀況，所以手腳冰冷的人，肯定循環有問題。

循環偵測器，慢性病前兆

又細又長的微細血管是人體分布最廣，又最敏感的通道。身體哪個地方出問題，都會在微循環第一個反應出來。通常在一個人還沒有出現病症之前，很可能就有微循環障礙而不自知，也因此經常被忽略。

微細血管在動脈系統的末梢尖端，它比髮絲還細，很容易阻塞，一旦阻塞血液不到位，人就會生病。而大多數的慢性病都是因為心臟無力，加上微血管阻塞引起的。例如高血壓、心臟病、糖尿病、婦科病、肝炎、自體免疫系統失調、癌症等，開始只是感覺疲倦、無力、僵硬、痠痛等小症狀，如果不加注意，就會演變成「惡性循環病」，讓人失去健康體質。

Dr. 葉的診療室

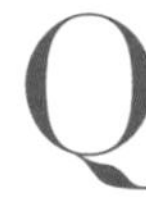

吃藥的同時，練氣功有效嗎？

A 經過醫生評估後使用藥物治療絕對是有必要的。但不能只是被動依賴藥物，這樣當初導致身體生病的因素沒有被改變，時間久了藥物會越吃越重。每個人對自己的身體健康負責是很重要的，你可以藉由運動及飲食控制協助疾病症狀改善，甚至增強藥物的治療效果。

醫生的工作是治病，氣功主要強調保健養生，如果把兩者結合在一起是最好的。如果能做一些主動的運動輔助來幫助微循環改善，對預防疾病發生，減少疾病生病的合併症，及恢復力都有幫助。每天堅持微循環運動，有助於改善身體自癒的能力。

微循環好，預防癌症復發

氣功學員——鄭先生

沒有經歷過的人，真的無法體會癌症帶來的恐慌與治療的痛苦。我是一位鼻咽癌第 4 期的病患，從起初感到異物腫塊，到歷經多次化療，身心俱疲不說，更覺得生命希望渺茫。

為了與腫瘤對抗，我接受醫院的安排做化療，才 1 年，我變得十分衰弱、疲憊不堪。從前的我還能好好地爬樓梯，化療後連走 50 公尺都覺得好累。為了治療連身體都賠上，真是不知道在殺死癌細胞，還是在殺死我的活力？

在朋友邀約下，化療期間，我一路從練和氣舒壓、蓮花養心、YoungQi 回春再練到 EnerQi 大雁。即使一開始活動，身體就感到好疲倦、手腳抬不起來，我也堅持慢慢練好它。漸漸的，我穩住了自己的病情，腫瘤指數現在很穩定，身邊的人都說我的氣色越來越好。

我總是跟他人說，連醫生都沒有把握的事情，癌症轉移還能控制到現在，稱之為「奇蹟」也不為過。沒有接觸過、聽聞過白雁氣功的人，我都會舉自己為例證，我非常肯定：練氣功，能讓一個人健康、微循環變好，也可以預防癌症復發。

微循環是預防慢性病的關鍵

身體少動循環差，微幅顫動先去瘀！

人體要維持正常運作，除了靠心臟和大血管的「大循環」之外，還要有「小循環」，幾十秒的顫掌，身體就會開始發熱，並且微微出汗。微微出汗，就是身體微循環逐漸增強的表現。

身體少動，氣血運行差

血液循環是一種體內血液的交換運動，體內氣血要運行的好，人首先要動起來。

為什麼微循環會出現障礙呢？或者說氣血怎麼會瘀堵呢？最主要的原因在於「少動」這個先決條件。長期臥床不起的人，循環最差，缺氧讓身體成為了死水。因為動少了，血管失去彈性，氣血運行差了，臟腑養分交換出現障礙，人躺著就能把身體給躺虛了。

現代上班族，狀況也好不到哪裡去。根據美國醫學與公共衛生研究所的一項調查顯示，每人每週坐在椅子上的時間平均高達56小時，也就是每天久坐長達8小時以上，不是在打電腦，就是在看手機看電視。這樣的生活型態，跟長期臥床的病人差不多，血管只要少動就會少彈性，循環當然會越來越差。

另一項研究顯示，女性運動比男性更少。舉例說，女性如果長期不運動，或運動不足，體內血液循環就運行的少，再加上本身容易氣虛，身體缺氧就會出現微循環障礙。手腳冰冷容易發生在女性身上，主要原因就是少動，特別是久坐的上班族，還容易有痛經、月經不調問題產生。所以少動造成了內分泌失調，更確切的說是子宮的微循環出現障礙。

Dr. 葉的診療室

Q 台灣民眾運動比例很低，顫掌運動是特別設計給無法運動或不愛運動的人用的，不是高強度運動，若只做到活動局部的末梢，末梢的放鬆或振動，對心臟和血管有幫助嗎？

A 本身承受高壓力卻沒有固定運動習慣的這一群人，缺乏讓心臟、血管放鬆的方法，因此是心血管疾病的高風險族群。我們的血液從心臟送出來之後經過末梢的血管要進入肌肉，才有辦法供應組織的氧氣跟養分。當我們在顫動運動時，周邊肌肉會藉由快速交替顫動引發自律神經的刺激而放鬆，肌肉內的血管阻抗下降，使得肌肉血液的灌流會增加。

由於負責周邊肌肉的灌流小動脈分支多，加總的截面積大，是真正決定全身血管阻抗最重要因素。人體血管是連通的系統，周邊血管的阻力會反映到中央大動脈，最終反映到我們的心臟。所以周邊血管放鬆，全身血液循環的阻抗都會下降。

我認為每天的運動對於維持血管彈性是必要的。如果沒有體力、時間去做完整的運動，做微幅顫掌這樣末梢動作也會幫助到血管的放鬆。

3分鐘氣功顫掌，啟動經絡傳導

人體要維持正常運作，除了靠心臟和大血管的「大循環」之外，還要有「小循環」，其中一個就是肺循環的配合。所以，呼吸對人體的循環也有很大的影響。

循環是體內氣血的流動，吸入好氣，會帶動身體的良性循環，那烏煙瘴氣當然就不利循環了。舉個實際的例子，抽菸會容易頭暈，是因為血管收縮了，導致微循環變差；這也表示煙霧有刺激血管收縮的作用，比如抽菸，還有pm2.5空氣汙染的影響，都不利於微循環。

我們才說了要多做運動，循環才會變好，可是當你在戶外慢跑、散步、游泳、騎腳踏車時，又要擔心空污會危害微循環，那怎麼辦呢？空氣品質不好時，在家也能隨時做的氣功顫掌運動，就是安全又有效的選擇。

本書所提倡的3分鐘氣功顫掌法，運用的是經絡傳導以及臟腑共振的效應。十指顫動首先帶動了肌肉振動；動力傳導到手臂的經絡與血管，也跟著顫動；最後這股顫動的波動會輸送到相應的臟腑，臟腑跟著微幅振動；一個簡單的顫動，因為傳導效應，間接好像給臟腑做了導電，有效去「瘀」，對於促進全身的微循環有絕對的幫助。

Dr. 葉的診療室

Q 練功跟一般運動最大差別在哪？是否可推測，體內血管跟肌肉有著共鳴效應，當肌肉彈性變好，血管也會增加彈性？

A 運動時，身體會讓肌肉產生某種程度上的放鬆，自律神經會自主性的調控使周邊小動脈擴張，有利於肌肉血管的擴張來增加肌肉的供血量，相對的，內臟的血流量則會下降，這種控管血流的方式會使大部分血液往周邊血管的方向跑，肌肉血液量可以增加高達數十倍之多。（見下表）

★運動時心臟供血量變化

	運動狀態下的血流速度（毫升／每分鐘）			
	靜止	輕度運動	中度運動	強度運動
腦部	750 （13.0）	750 （8.0）	750 （4.0）	750 （3.0）
冠狀動脈	250 （4.5）	350 （3.7）	650 （4.2）	1,000 （4.0）
腎臟	1100 （19.0）	900 （9.5）	600 （3.9）	250 （1.0）
內臟	1400 （24.0）	1,100 （11.6）	600 （3.9）	600 （3.9）
肌肉	1200 （20.5）	4,500 （47.0）	10,800 （70.0）	22,000 （88.0）
心臟供血總量 （毫升／每分鐘）	5,800	9,500	15,500	25,000

這種血液供給重分配的調控，是由自律神經在控制，肌肉中的小動脈分布在肌肉束中，藉由適當運動所帶來的肌肉彈性增加，那可以減少肌肉群對小血管的壓迫並且促進血液循環，也就是所謂的共鳴的狀態。缺乏運動的人，肌肉及血管處於持續緊繃的狀態，使得肌肉的血液循環不足，對於新陳代謝產生的廢物無法完全的排除，久而久之就容易產生問題。

我自己做過一個實驗，去大安森林公園跑步，跑完步後我做了一些肌肉放鬆動作，然後再接著練氣功，我發現自己的腿部肌肉在做完放鬆動作後其實還是緊的，直到練完氣功後我的腿部肌肉才慢慢鬆開。這裡我發現到兩個問題，第一個是大家可能有在運動，但是有多少人會認真的做運動前、後的放鬆？第二個是你做的放鬆，到底有沒有效果？

很多人根本沒有做緩和運動，即便做了，卻冒著寒冷的天氣去跑步，這時因為天氣寒冷，導致表皮溫度下降使得周邊血管收縮而減少血液灌流，反而使得運動效益打了折扣。運動對身體有幫助，但卻沒有注意到自己的肌肉是緊的。多做些讓身體放鬆的舒緩運動，或是讓這些舒緩運動當作運動前的暖身，對循環會有很大幫助。

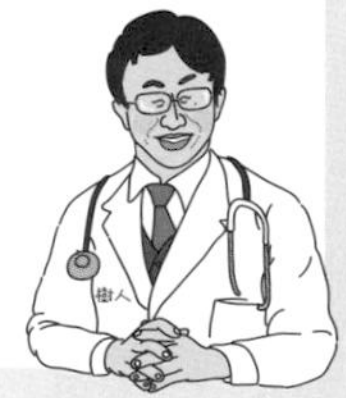

振動效應，提升微循環力

才3分鐘時間，能有多大效果？顫掌這麼細微的動作，難道勝似有氧運動？各類運動有不同的作用和好處。顫掌看似是非常簡單的動作，但提升微循環的效果卻比其他運動都大。

人在靜止狀態下不容易發熱出汗，很多有氧運動燃燒脂肪，促進心肺功能，但因為比較劇烈用力，運動幅度會著重在筋骨肌肉上。顫掌不使力，幅度小，其功效不在筋骨肌肉，而在於內在臟腑的振動傳導。3分鐘的時間，雖然只有做到手臂帶動手掌運動，但正因為是微幅振動，反而更能啟動體內的微循環。

幾十秒的顫掌，身體就會開始發熱且微微出汗。我曾經讓很多學員測試，在做顫掌後測量心肺數據，心跳可以從70～80下提升到110～120下左右，屬於輕到中強度的運動模式，而隨著顫掌的速度增快，動作幅度增加，身體不僅微微出汗，還改變了心跳頻率，也是身體微循環逐漸增強的表現。

由此可見，相對於大運動量的有氧運動，微幅的顫掌不僅能對身體內在器官及微循環起到良好的調節效應，也能有效提升心肺功能。沒有運動習慣的人，可以很簡單的從這樣的微幅顫掌開始；如果有長期運動習慣的人，倒是可以把這些微幅顫掌當作運動前的暖身，以達到更好的運動效果喔！

練功後循環好，身體暖和了

氣功學員——竇小姐

在白雁氣功學習的期間，我的身體越來越健康。從一個嚴重鼻炎、體脂過高、深受手術副作用困擾的人，變成一個沒病沒痛，無憂無慮的白雁學子。

3 年前，因甲狀腺病變長瘤開刀，帶來了畏寒、手腳冰冷、缺鈣、發胖等後遺症，身體漸漸走下坡，不過真是好險有持續練功，身體不再冰冷，原先一堆的不舒服都緩解，身體越來越好，連自己都不覺得有開過刀。

幸好我趁早練氣功，讓我不論在工作、家庭、還是個人，都有充足體力與心情去應對。未來，我選擇提早退休，專心打理家裡以及專注養生。我可不想以後外傭時時陪伴，醫生、護理師隨時打針。奉勸大家養生真的要及時，有緣練功就要好好把握。

頻率傳導，小動作大能量

牽一髮而動全身，一個微小的動作足以影響身體其他區域；小動作會放大效果，對整個組織和系統都產生極大的影響。

身體的循環與能量的共振，存在著一種和諧的互補關係。循環好，身體共振無阻礙，只需要利用3分鐘的顫掌將末梢動一動，就能強化經絡傳導，放大振動頻率，深達臟腑，起到調節的自癒效果。

節能還是耗能，健康與生病的差異

一條生產線上，透過自動化設備，物料被輸送到各工作站加工處理，製成一個個的成品。機器都需要維修保養，人體這個最精密的系統，每天受到壓力、緊張、作息不正常、疾病、老化的摧殘，更容易破壞了身體的和諧頻率，因此身上所有的小零件，也需要經常不斷的微調，才能維持和諧共振，頻率穩定。

身體帶有能量，有它的振動頻率。生病時，最先會反映出來頻率失調，例如脈搏微弱、呼吸短淺、心律不整、血壓不正常、睡眠不佳、聲音嘶啞等，這些都是典型的氣血失衡狀態，如果未加注意經久失調，時間拖長了，就演變成慢性病。當人體活動力被不規律的頻率所干擾，血液循環速度就會慢下來，人體內的障礙物慢慢增多，循環能量耗損大，導致身體的共振變得更吃力，身體耗能，就很容易生病。

反過來說，如果能夠提升身體共振，就能節約身體循環的能量，臟腑和諧共鳴下，心臟不費力，也能讓全身循環都順暢。每次練習顫掌這個動作，雖然只侷限在手掌、手腕、手臂，但重要的是，自手末梢從外向內的能量傳導，對應手的6條經絡牽引臟腑共振起來，就是身體最簡單的節能法。臟腑共振狀態下，人體內的氣血可以被有效疏通，循環暢通，協調性變好，體內的自癒修復力跟著增加，人在節能狀態下，才有多餘氣血去做修護，恢復健康。

一場交響樂，需要一個總指揮。隨著指揮棒的引導，樂團中百樣樂器可以發揮共振的效應。雖然每個樂器有不同的頻率和節奏，有輕重緩急之分，但目標都聚焦在指揮棒上，才能達到和諧共振，奏出一場交響聖樂。我認為，顫掌這個動作就是我們身體和諧共振的調音師，每天常進行顫掌練習，就是把身體每個臟腑的頻率進行微調，達到哪裡氣堵，氣就到哪裡，自我修護，自我復原，人絕對可以少生病。

健康小教室　認識「調」「節」

高明的修車師傅能聽出引擎聲哪裡不對，一個小調整，可以避免機械因為不當摩擦而提前損壞，這就叫做「調節」。「調」是知道頻率不同，主動微調，在某個環節上做出改善；「節」是把不同頻率調整到一個和諧共振的節奏上。

人體最好的調音師就是「氣」，每當我們做 3 分鐘顫掌時，「氣」就如同高明的修車師傅，能夠找到身體頻率不對的臟腑，然後自動啟動調節功能。

蝴蝶效應，牽一髮而動全身

別小看3分鐘手掌顫動這樣微小的動作，身體牽一髮而動全身，每個微小的振動，都會有傳導效應，而牽動全身。

你聽說過蝴蝶效應（The Butterfly Effect）嗎？美國一位氣象學家提出了這樣的概念：一隻蝴蝶在南美洲的熱帶雨林，輕輕地顫動了牠的翅膀，不久之後卻可能在北美洲的美國引起一場龍捲風。

一開始，蝴蝶顫動翅膀的細微運動，看起來是這麼微不足道，但你沒想到的是，因為這個小動作而產生了微弱氣流，使身邊的空氣對流發生變化，這樣的改變又帶動了四周空氣漩渦的變化，波動一環一環向外擴張，引起冷熱空氣的交互作用，最終導致整個天氣系統的巨大連鎖反應。

頻率傳導，效能放大

一場大風暴，起於一個微幅的振動，聽起來很不可思議，但如果是在共振傳導的理論基礎上，一切就說的通。

物理學裡的共振理論，是指在特定頻率中，只要用很小的週期驅動力，就能產生很大的振動，這就是共振頻率。共振傳導則好像盪鞦韆，只要在對的時間點上使對力，一點巧勁就能盪起來，並且共振越大，傳導力越強而擺盪就越高。

Dr. 葉的診療室

改善末梢循環，對預防心血管疾病會有什麼幫助？

A 末梢循環的血管問題中很重要的疾病是周邊動脈阻塞症（peripheral arterial occlusive disease）。提到血管阻塞，大家只會想到心肌梗塞、中風，但其實同樣的血管阻塞也會發生在四肢及內臟的小血管。當周邊血管發生硬化阻塞，心臟打出血液時末梢循環的阻力變大，心臟的負荷就會跟著變大，血管的彈性下降、阻抗增加，心臟要做的功就加重。

心臟一天要跳 10 萬次，但這些患者的心臟負擔因為生病關係，比正常人重了好幾倍。日以繼夜的超量負荷，再加上周邊及冠狀動脈持續的發炎反應，容易導致已經失能心血管走進生病的死胡同中。利用有效率地運動，同時配合飲食及生活習慣改變來改善末梢循環，降低全身血管的阻抗，可減輕心臟負荷，血液能更順利供給全身，對健康的幫助非常顯著。

大家都會玩骨牌遊戲，輕輕推倒第一張牌，會波及後面數以百計的骨牌也跟著倒下。設想你坐在椅子上呈現不動狀態幾個小時了，肩膀緊張，頭昏腦脹，因為坐著的關係，血液循環變慢，身體呈現耗能現象。

這時，請你站起來，啟動顫掌後，波動順著手臂內側、外側、血管收縮一路傳導到心臟、小腸、大腸等器官，引發一系列的頻率微調。雖然看似不費力的動作，而且只做了3分鐘；一開始手完全不協調，也不受控制；然後一陣痠痛，感覺手臂很累；如果堅持做下去，就開始感覺一股熱流，甚至微微出汗，就好像骨牌遊戲，波動傳導啟動了一系列良性反應。

在3分鐘的過程中，身體經歷了被波動喚醒，進而發生傳導；臟腑加快了振動頻率，血液循環速度加快，血流增加；這就是前面所說的「身體的蝴蝶效應」。牽一髮而動全身，一個微小的動作足以影響身體其他區域。特別是當微幅振動搭上了共振的頻率時，小動作會放大效果，對整個組織和系統都產生極大的影響。

健康小教室 **認識頻率放大效應**

國外發生過這樣的事故，一列火車通過橋梁時，把橋梁給震垮了。事後調查發現，原來火車的一個車輪上有一道刻痕，在火車行駛時，這道刻痕不斷與鐵軌摩擦，就這麼湊巧，當時刻痕與鐵軌摩擦的頻率剛好等於橋梁的自然頻率，於是產生了頻率放大效應使橋梁倒塌。

換心後的重生之路

氣功學員——譚先生

心臟衰竭曾讓我命懸一線，醫生告訴我，唯一的路就是換心，不然就等死。等到換完心臟，腎臟卻嚴重衰竭，醫生告知我未來可能要終身洗腎。但是我沒有被擊倒，我連命都撿回來了，還有什麼辦不到？

當我能夠起身時，就開始練 YoungQi 回春，從一個肩膀，一個手臂開始，扶著欄杆，動一邊的腳，肩膀慢慢輪流替換，再邊扶著重心腳輪替，慢慢腳有力可以走了，物理治療師非常驚訝我的狀況這麼差，竟能復原的這麼快，沒多久醫師診斷不需要洗腎，復原狀況理想，就讓我出院了。

當時全身水腫的我，一開始在家練功站都站不穩，我就坐著練，遵照彥寬老師交代的先重複練習 EnerQi 大雁的前 10 式，漸漸地，我有力氣站穩之後，再一點一點增加招式練習。

10 天後，10 公斤的水腫全消。回醫院複診，醫師還以為我不吃東西把自己餓瘦了，緊張地要幫我約診心理醫師，後來檢查發現一切正常才安心。還好有白雁時尚氣功陪伴我，讓我在瀕臨死亡的時候，能夠有信心把身體調回來。

氣血帶動滋養全身

人體是一個完美的共振腔

在「氣」的帶動下，與心臟保持一致的微幅振動頻率，並透過和諧振動將血液吸收到各自的機體中。

人體每一處都受到氣血的帶動和滋養

每個物體都有自然頻率，頻率越相近，越容易產生共鳴。曾有聲樂家嘗試過，用高音讓玻璃杯裡的水產生波動，沒想到連杯子都在振動；甚至有人挑戰過，用獅吼功振碎水晶玻璃杯，這個在樂理中常說的「共鳴」，其實就是人的音頻與玻璃杯的自然頻率產生了共振現象。

我們可以用手摸到心臟和脈搏的跳動，其實，人體每一處的組織和各個器官，都跟心臟脈搏一樣，受到氣血的帶動和滋養，維持著活跳跳的狀態。

中華文化中的中醫理論認為，生命是如此奧妙，人體由氣、血、津液等精微物質形成，這些物質構成了生命的原動力，並透過微幅振動，利用氣血循環供給身體能量。

「氣」的頻率無所不在。儘管大部分是我們觸摸不到的體內微幅振動，但是看不見、摸不到，不代表不存在。物理學家王唯工教授的氣血共振理論足以證明，五臟六腑並非被動的等待心臟輸送血液過來，而是在「氣」這個能量的帶動下，主動的與心臟保持一致的微幅振動頻率，並透過和諧振動將血液吸收到各自的機體中。

健康小教室 **什麼是共振效應？**

人體的血液循環也一樣有共振效應，想想看，一個體重 60 公斤的人，身上的血液約 7 公斤，他的心臟輸出功率大約在 1.2 ～ 1.6 瓦左右，這麼低瓦數輸出功率的心臟，要怎麼把血液供應到全身每一個細胞裡？再想像一下，分佈在每個器官的血管就跟樹枝一樣密集交錯，甚至心臟位置還低於腦部，這個幫浦（泵）要將血液逆著往上打，血流的壓力應當是很大的，為什麼只需要這麼低的輸出功率就能辦到？

物理學家王唯工教授以共振理論說明，人體是一個共振腔，五臟六腑各有不同的振動頻率。我們身上的血液循環，就是利用共振的原理，當人體達到共振和諧波時，心臟只要釋出一點點的力量出來，各組織器官就能產生共振效果，自發的將血液吸收過來，這是物理學上的共振諧波原理，也是中醫所說的氣血能量循環。

養生就要懂「氣」

氣功學員——林先生

工作以來，位階越高，脖子越僵硬，失眠越嚴重。每週我都得去按摩，後來又拜師練太極，筋骨的確有舒展開來，然而太極老師卻說我還少了「氣」，那時的我，不是很明白。

退休後參加了同學會，一位同學讓我印象十分深刻，他得了癌症第4期，經過化療、骨髓移植，病情仍然反覆，心情也十分低落。不過這次聚會，他整個人煥然一新，透過練氣功不但控制住病情，沒有惡化，還精神奕奕，令我很驚訝。

當這位老同學邀我一起學習白雁氣功，我立刻就答應了，因為他的見證就是氣功養生最有力的證明。一開始練功，就進步的好迅速，我的脖子與肩膀的僵硬消失了，練功後不再感冒，體力也變好，感覺可以繼續工作好多年。

上課時，在氣的帶動下，我的喉嚨也感到有股氣，然後一陣暢通與輕鬆，才知道我的喉嚨有氣堵的問題，現在我終於明白，當時太極老師說的「氣」是什麼了。練氣功就是在練身體的氣，從筋骨到臟腑，都需要運氣來調理。把氣養好、練好，不必假手他人，不是最棒的方式嗎？

顫掌時，臟腑也在震動

上千個穴道，就是共振點

如果我們在穴道上施以微幅振顫的話，經絡就會將這個諧波傳遞到臟腑並產生共振。而手指上的微幅振顫，就好像啟動共振頻率的開關，並將頻率調整為一致，就能不費力的將能量從手上傳導到達內臟。

人體全身是一個共振體

我們全身是一個共振系統，身體的每一個穴道、經絡和內臟，就是大大小小的共振單位了，這些構成了緊密又精細的共振網絡系統，彼此相互連結和呼應。

其中，大的共振單位是內臟，位在人體的核心部位，對血的循環影響最大，如果內臟受傷，人體就會受到重創。

小一點的共振通道是經絡，更小的共振點是穴道，它們雖然大部分位在人體末端，但勝在為數眾多，影響力不可小覷。平時我們透過針灸、推拿等刺激穴道和經絡，不僅會改變身體的血液循環，甚至能夠調理臟腑，就是因為它們都是屬於共振系統的一部分。

健康小教室 **一起認識經絡穴道**

經絡密佈於全身，主幹被稱為十二正經。它連結並維繫著臟腑與肢體的溝通，又有運行氣血的作用，將能量傳遞到五臟六腑，包括心、脾、肺、腎、肝、心包、小腸、膽、胃、大腸、膀胱、三焦等，要是經絡不通，氣血便會受阻，臟腑也會失衡。

而經絡上面又佈滿了穴道，十二正經再加上身體正面與背面正中線的任脈和督脈，光是在這 14 條經絡上排列的穴點，就有 300 多處；這些穴道都是身體的共振點。

能量共振，產生自癒力

一個穴道屬於某一條經絡，而這條經絡又與某一個臟腑相連，換句話說，這個穴道的共振頻率，跟所屬的經絡和臟腑是同一個頻率。

如果我們在穴道上施以微幅振顫的話，經絡就會將這個諧波傳遞到臟腑並產生共振，這也是為什麼頭痛時按壓合谷穴，胃痛時按一按足三里穴，會痛經的人多按三陰交穴，能達到舒緩疼痛不適的作用。

按壓穴道就等於活化了內臟，其實是因為發揮了共振作用。當能量透過振動分配到各個穴道的共振點上，經絡又將這些穴道上的能量串連起來，循經導脈直達所屬的臟腑。我們可以這麼說，人體的自癒修復系統，本身就是一種能量共振。

氣功態，是最和諧的共振態

能量振動時，會產生「波」，例如聲、光、水等能量，會以聲波、光波、水波來呈現。波動是一種規則性的來回振動，特別是共振態下的波，能量最強，許多的自療法如磁療、音療，也包括氣功，都是利用共振原理來傳遞能量。

氣，也是一種能量，是一種共振的的養生方式。練功有個境界叫做氣功態，練功之人如果到了氣功態，會產生與嬰兒腦波，還有宇宙波相同的 α 波，處在這個波段，你會感覺大腦非常安定、清靜，內心相當平靜，心神靈魂十分穩定，也就是最和諧共振的波長，所以道家也把這種狀態稱為天人相應。

健康小教室 什麼是 α 波？

氣功態最明顯的改變是，腦波會進入 7 ～ 11 赫茲之間的 α 波，通常人要在十分放鬆、專注和平靜的狀態下，才會進入 α 波。李嗣涔博士在《科學氣功》一書中就提到，增加 α 波就像電器插上電源，可以刺激身體磁場產生共振作用。而練功時的氣感，則像是傳送能量的電波，可以激發 α 波的生成。

顫掌時，臟腑也在振動

人體的經絡跟五臟六腑相連結，舉例來說，中醫指出「肺氣通於鼻，鼻為肺之竅」，鼻子與肺相連，是氣體出入的門戶，而手足陽明經正好都循行經過鼻部，可以說明經絡也相通於肺。

牽一髮能動全身，末梢的手指動一動，會牽動手三陰和手三陽6條經絡，以及數百個穴位。而手指上的微幅振顫，就好像啟動共振頻率的開關，並將頻率調整為一致，就能不費力的將能量從手上傳導到達內臟。同時內臟接收到相同頻率的波動，也自發的產生微振，將氣血能量吸收過來，進行自我調整和修復，這就是顫掌運動的最大好處，能夠調動臟腑功能，達到調理內臟的效果。

練功後的有感健康

氣功學員——李小姐

我很熱愛教學工作，先生常笑我是「上課一條龍，下課一條蟲」。因為只要一站上講台，身體再不舒服都會硬撐，每次下課都快虛脫了。

我有心臟病的家族遺傳，懷孕時出現高血壓，39 歲開始吃藥控制血壓，每當血壓上升，心臟就不舒服，會喘不過氣，但是長期吃藥又讓我情緒起伏大，容易暴怒。

還記得練氣功的第一堂課，只是一個高舉雙手過頭的動作，就讓我天旋地轉不支倒地，才知道自己的身體太差，也擔心起孩子將來怎麼辦，於是決心每天練功。3 年後，血壓回到正常標準，醫生說不用再吃藥。

現在只要身體一累或是壓力一大，感覺血壓快要升高時，就會趕緊利用空檔練功，很快就會感到舒服，讓我非常有感「健康真好」。

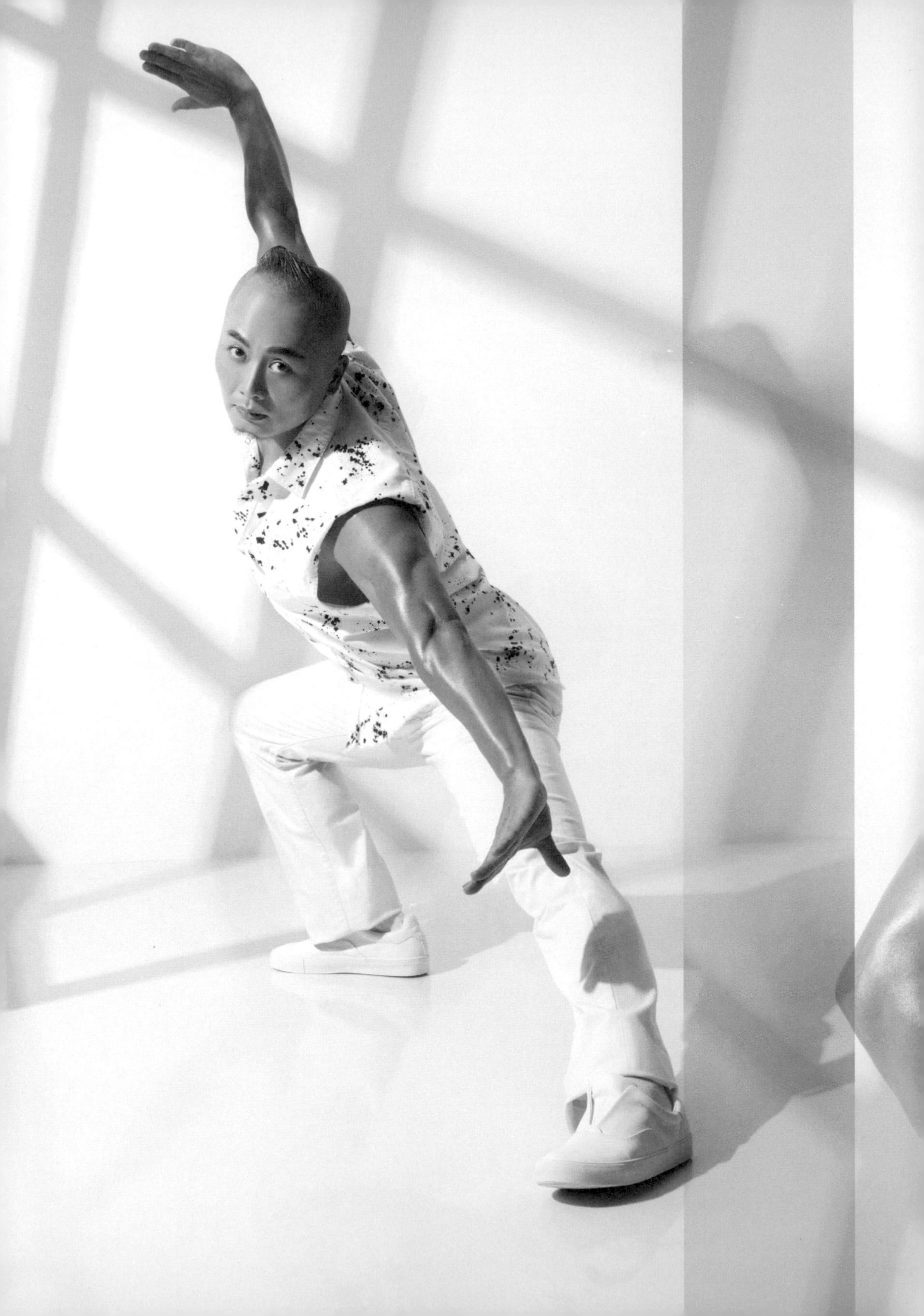

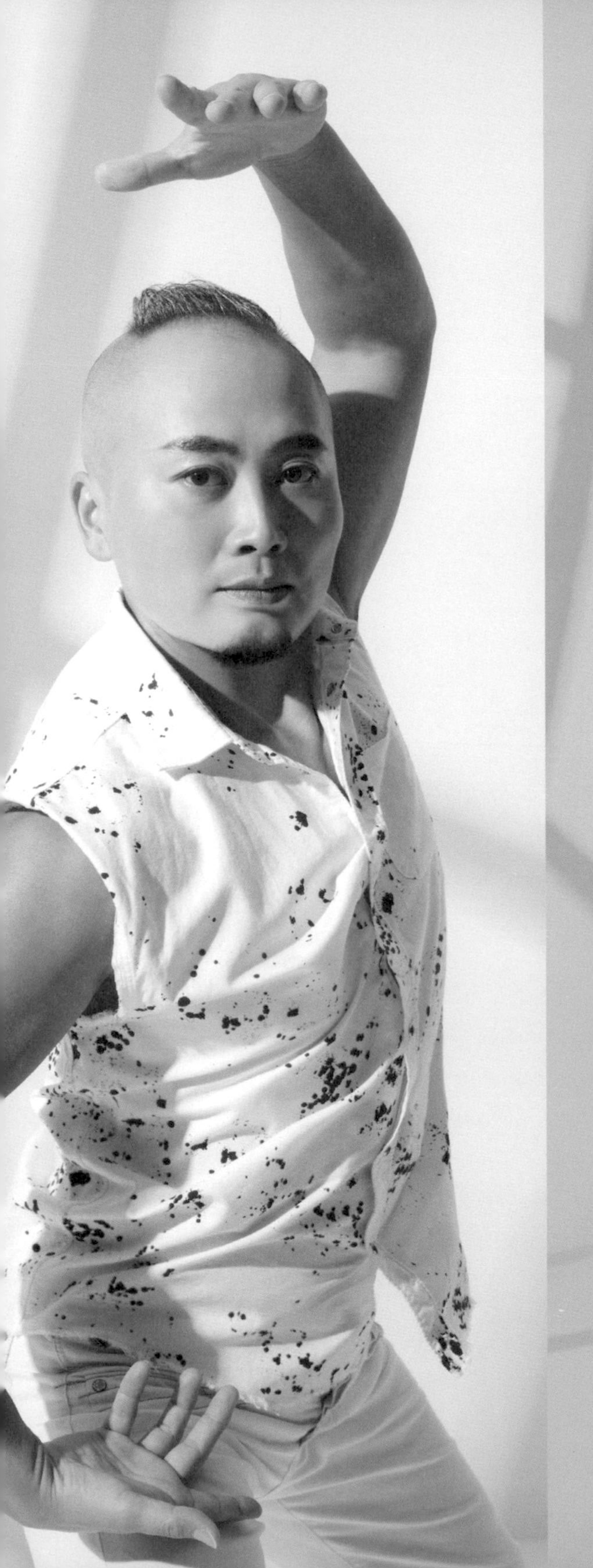

Chatpter

2

微幅振顫，身體在共鳴

臟腑最棒的調節師

動動十指，強六條經脈

當我們顫掌時，會啟動身體的所有的經絡來調動氣血，正所謂牽一髮動全身，小動作就會帶來效果。

全身縮影，盡在雙手

身上血液的流動、心臟的跳動，會有快慢、強弱的變化，這些都是人體的能量波動，也是身體傳達出來的語言。古人很早就懂得解讀這些身體密碼，如中醫診脈從最早期「三部九候」的全身遍診法，到後來慢慢簡化成獨取寸口法，只要掌握手腕脈象，就能知悉全身疾病。

中醫有個「全息」的概念，即身體的一小局部，都能視為整個身體的縮影，譬如手，可說是人身一太極，中醫望診裡的手診，觀察的就是指象與掌象。同樣的，通過手腕寸口動脈的搏動，可以得知全身經脈臟腑的氣血盛衰，也顯示我們的雙手有著相當的敏銳性，可以將脈波傳導至全身。

在中醫經絡學中，人體最重要的12條正經，循行的起點或終點都在身體的末梢，例如手上就有三陰經和三陽經6條經絡走過10根手指頭。翻開手心，3條陰經（肺經、心包經和心經）走過姆指、中指和小指；轉到手背上，3條陽經（大腸經、三焦經和小腸經）走過食指、無名指和小指。

此外，手上還有非常多個穴位能與全身臟腑組織溝通；甚至其他6條通到腳趾的三陰三陽經，也能在手上得到表裡相合，相互對應的關係。這些說明了，雙手幾乎是人體全身的縮影，所以當我們顫掌時，就會啟動身體的經來調動氣血，正所謂牽一髮動全身，顫動雙掌等於調動全身經絡，小動作就會帶來效果。

健康小教室 **波動傳導方向**

能量的波動傳導不是單向，而是雙向。這個波動傳導，第一個方向是「臟腑指向手腕的波動」，中醫師可以通過把脈知悉經絡、循環以及生理指數，通過脈象的波動感覺，根據經驗來判斷瞭解病人臟腑情況。

另外一個方向，是「手指向臟腑的波動」，當輕微顫動手掌手腕，在達到一定的頻率下，也能起到間接調動臟腑的效果，所以，顫掌可以間接調動到臟腑，使其氣血循環變好。

十指連心，五臟相連

手指不僅感覺靈敏，還與人體臟腑相通，俗話說：「十指連心」，說的是10個手指頭都連著心，其實沒有誇大其辭，我們的十指的確對應著五臟六腑，特別密切關連的就是心。

例如：中指對應心包經，小指對應心經，直接反映心血管系統的狀況。就是拇指對應肺經，食指對應大腸經（肺與大腸互為表裡），無名指對應三焦經，所反映的也都是呼吸、消化、循環系統的狀況，這些都跟心的功能息息相關。

臨床發現，很多心血管疾病患者，小指內側的心經會有緊縮、麻脹的感覺之外，還會有不明原因的頸部痠痛、胸痛、背痛、胃痛、喉嚨痛、牙痛等症狀，這些不同部位的痠、痛、麻現象，都跟心臟問題脫不了關係。

而顫掌調動了手三陰經和手三陽經，最主要就是在調節心經和心包經的氣血通暢，這對改善末梢微循環、強化心血管很有幫助。

● 手掌對應的經絡及臟腑

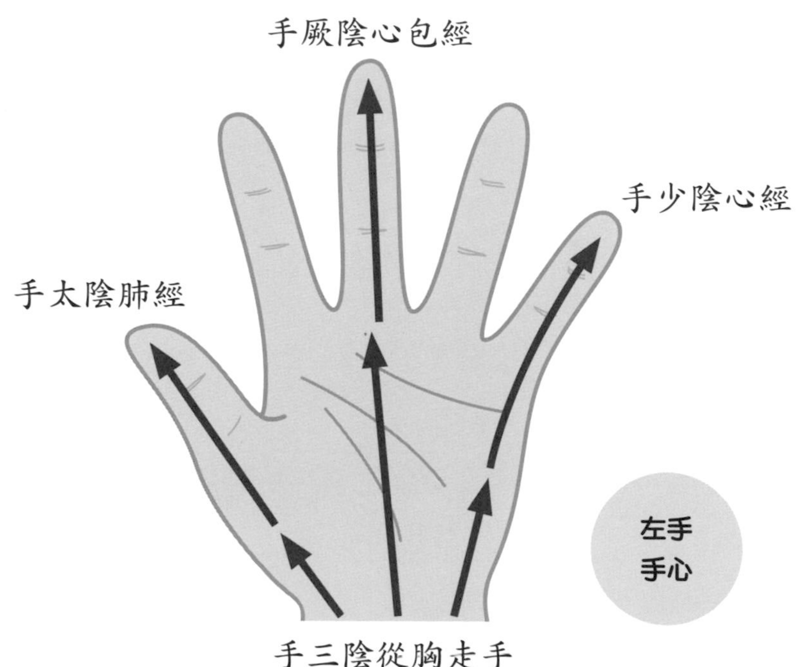

五指	對應經絡	對應臟腑
拇指	手太陰肺經	肺、脾
食指	手陽明大腸經	大腸、胃
中指	手厥陰心包經	心包、肝

五指	對應經絡	對應臟腑
無名指	手少陽三焦經	三焦、膽
小指	手少陰心經 手太陽小腸經	心、腎 小腸、膀胱

左手掌

1 支氣管
2 眼
3 腎上腺
4 垂體
5 大腦（頭部）
6 鼻
7 頸項
8 腎
9 扁桃體
10 食管、氣管
11 胃
12 胰腺
13 胸腔呼吸器官區
14 十二指腸
15 甲狀腺
16 肛管、肛門
17 腹股溝
18 耳
19 斜方肌
20 肺
21 心
22 腹腔神經叢
23 脾
24 橫結腸
25 小腸
26 降結腸
27 輸尿管
28 膀胱
29 生殖腺（卵巢、睪丸）
30 前列腺、子宮、尿道

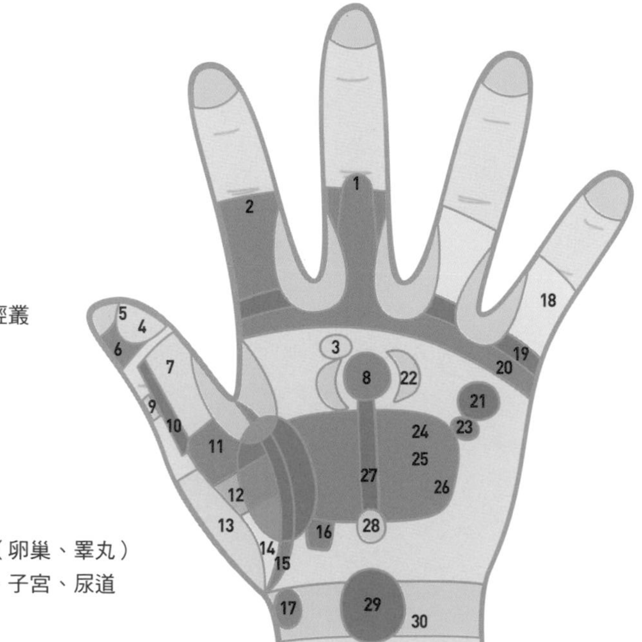

右手掌

1 支氣管
2 眼
3 腎上腺
4 垂體
5 大腦（頭部）
6 鼻
7 頸項
8 腎
9 扁桃體
10 食管、氣管
11 胃
12 胰腺
13 胸腔呼吸器官區
14 十二指腸
15 甲狀腺
17 腹股溝
18 耳
19 斜方肌
20 肺
22 腹腔神經叢
24 橫結腸
25 小腸
27 輸尿管
28 膀胱
29 生殖腺（卵巢、睪丸）
30 前列腺、子宮、尿道
31 膽囊
32 升結腸
33 橫膈膜
34 盲腸、闌尾
35 肝

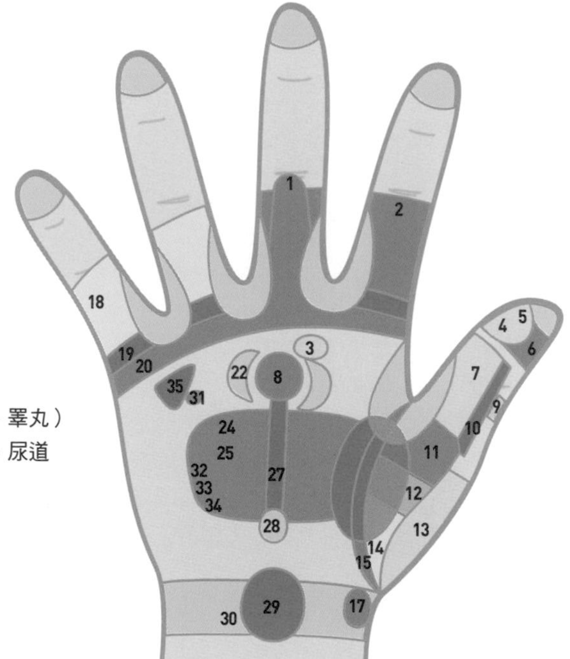

左手背

1 耳
2 內耳速路
3 肩關節
4 胸（乳房）
5 橫膈
6 肘關節
7 肋骨
8 膝關節
9 髖關節
10 上身淋巴結
11 眼
12 小腦、腦幹
13 三叉神經
14 上、下頜
15 舌
16 頸項
17 扁桃體
18 喉、氣管
19 胸腺淋巴結
20 甲狀旁腺
21 血壓區
22 下身淋巴結
23 尾骨

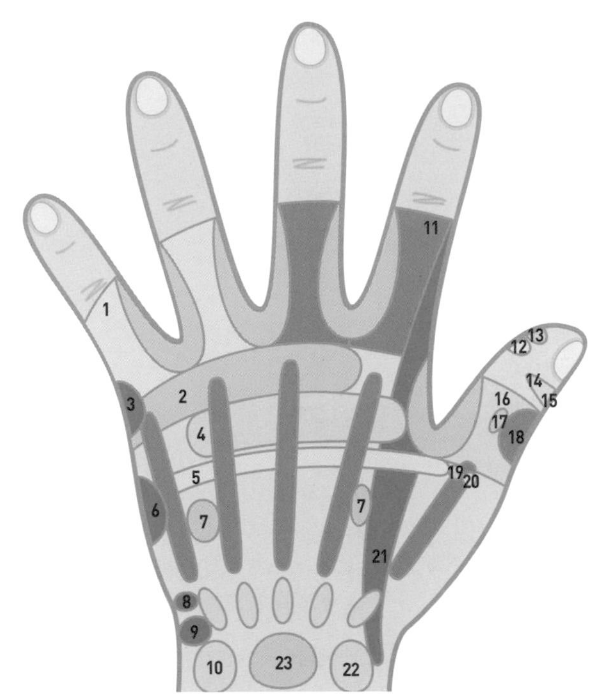

右手背

1 耳
2 內耳速路
3 肩關節
4 胸（乳房）
5 橫膈
6 肘關節
7 肋骨
8 膝關節
9 髖關節
10 上身淋巴結
11 眼
12 小腦、腦幹
13 三叉神經
14 上、下頜
15 舌
16 頸項
17 扁桃體
18 喉、氣管
19 胸腺淋巴結
20 甲狀旁腺
21 血壓區
22 下身淋巴結
23 尾骨

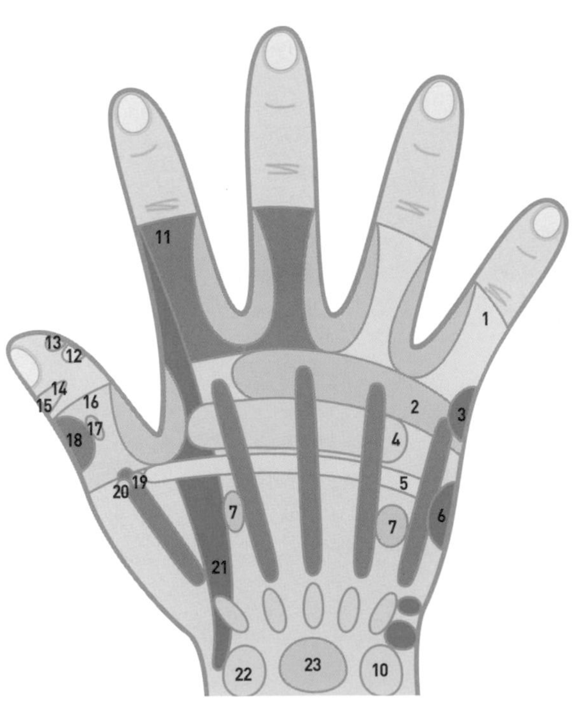

心經、心包經走兩腋

中醫說，心主血脈，心臟搏動有力，血液才能運行順暢。而汗為血之液，循環太差或有心血管問題的人，通常不易出汗，或是容易大汗不止，都是心氣不足，推動無力的表現。黃帝內經也提到，「手少陰氣絕，則脈不通；脈不通，則血不流」。手少陰代表的心經，關係到人體最重要的心、血和血管（中醫稱為脈），如果這條經絡不通，心脈血管就不通，心血便會瘀阻，人就會感到胸悶或刺痛。

當我們高舉雙手做顫掌，會振動氣脈，就帶動了手三陰三陽經的循環。這時腋下是鬆開的，氣血從行經腋下的心經、心包經灌注到心臟，氣血貫通了，就不會瘀滯在內臟，同時將身上的濕寒濁氣，沿著雙手從指尖散出去，達到排毒的目的。

只要顫掌幾分鐘，就會明顯感覺到手心腳心生出熱氣，肩頸也開始發熱，身體微微出汗，這些都是心經與心包經被調動起來的反應。經常兩手上舉顫掌，就有調節心血管循環與心肺功能的功效。強有力的心臟跳動所產生的振動，會先帶動周圍血管的振動，然後再擴及到稍遠的血管振動，這些振動生出一波接一波的能量，在身體裡由近到遠的傳播，就如同蝴蝶效應一樣，我們的身體也存在著不可思議的共振效應。

健康小教室　顫掌排毒一定要堅持撐過去

顫掌一開始先啟動經絡傳導，並不是馬上就能感覺到效果，真正達到有效的時機，是在手顫到非常痠，痠到很想停下來的那一刻，所以一定要堅持撐過去，否則經絡沒有調動起來，身體的垃圾就排不出去，前功盡棄了。不論任何功法，任何修煉都一樣，只有經歷了最痠、最痛、最苦的時刻，才能把最深處的病灶連根挖出，只要通了，以後就不再痠痛而變得輕鬆了。

重獲人生健康舞台

氣功學員——曾先生

我是陸軍少將，因為工作步調緊張、講求速度，工作時間又長，我不但嚴重失眠，還常出現臉麻、手麻的感覺，接著血壓、血糖等三高問題都來。

在參加一個晚宴後，突然身體半邊麻痺、抽搐、嘴歪口吐白沫，朋友都以為我中風了，緊急救醫後全身檢查，我被告知罹患了自律神經失調及睡眠障礙（深度睡眠僅13%），最後決定提前退伍調養身體。

退伍後身體好轉的很慢，體重曾暴增到97公斤，三高指數居高不下，藥物及運動效果都有限，直到我學習了和氣舒壓法，短短1個月就讓我壓力、肩痛大大改善，對白雁時尚氣功增加了信心，我更發揮了軍人特質，每天將練功列為重要課程。

練功1年半後，我的睡眠品質改善、體重減輕13公斤，血壓、血糖和膽固醇都回復正常。雖然因為健康提前結束了我的舞台，但是透過練功又重獲健康，擺脫了藥物控制，現在每天心情都很好，臉上也多了笑容。

身體要的頻率，自己會知道

人體技師，啟動「氣攻病灶」

身體有一個高明技師，就是真氣。啟動顫掌後，會協助真氣在體內波動傳導，當遇到身體氣堵的地方，會先以局部痠痛反應出哪裡漏氣漏電了……

透過把脈洞悉人體疾病

前面我們講過，人體每個器官、組織都有特定的振盪模式，例如心有心跳，腦有腦波。有經驗的中醫師，可以通過把脈洞悉人體疾病，靠的就是對於「波動」的領悟和細心。脈為血之府，貫通全身，所以臟腑病變往往反應在脈象上，特別是，很多症狀未成「病」前，脈象已經可以反應出來。脈象與心臟的搏動、氣血的盈虧、心氣的強弱有關係。把脈時，通過脈象的浮沉、力度、粗細、快慢、停跳等，辨別體質和病原。

身體技師，找到「病灶」

中醫師把脈的準確度，除了多年訓練和依賴經驗，還要有對「氣」或者能量波動有高度的敏銳度。古書記載中描述，名醫們可以透過一條絲線牽引辨別雌雄，洞悉疾病狀態。

有一個故事，德國一個工廠廠房出現漏電問題，管線都埋在牆壁中，找來專業技師，5分鐘內準確找到了問題所在，他在漏電的牆上畫了一條線，說：「就是這裡」，結果問題果然出在那裡。只是技師一出馬，費用很昂貴，有人不服氣的說：「畫這一條線就要這麼多錢？」這位技師說，畫一條線只值1塊錢，但是知道在哪裡畫這條線就值9999元。

我們身體也有一個高明技師，就是真氣。啟動顫掌後，會協助真氣在體內波動傳導，當遇到身體氣堵的地方，會先以局部痠痛反應出哪裡漏氣漏電了。我的很多學員，在練習顫掌的過程中發現，顫動的是手掌，但痠痛的卻是後背、腰部；甚至疼痛的反映點在腹部、腔內。這些氣堵點都可以通過顫掌這個動作頻率，找到身體不和諧的共振，在調節過程中，第一個以痠痛反應出的疼痛叫做「病灶」。

病灶是身體持續的戰爭

人體中任何氣機失衡，在能量無暇顧及，無法即時處理後，都會成為病灶。你以為已經復原的舊疾，其實裡面還窩藏著某些致病因子，平時隱藏在體內某個角落或部位，一旦你過度勞累，也就是人體抵抗力下降的時候，它們就會發動攻擊，不時跑出來興風作浪一番。

病灶通常會以急性、慢性炎症的形式存在體內，從肌肉到骨骼關節四處引發戰火，像是練氣功後發生的短期性腰痠背痛、關節發炎、牙齦發炎、鼻竇發炎、膽囊發炎、慢性扁桃腺發炎等，都有可能是體內的病灶以急性或慢性炎症在顯現。

Dr. 葉的診療室

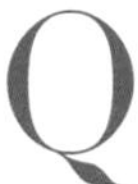

動脈阻塞和慢性發炎有什麼關聯性？

A 當動脈開始阻塞時，身體的白血球會想辦法把這些阻塞血管的物質吞噬掉，讓血管的管徑恢復成未阻塞前的樣子。其中一種辦法是會釋放化學物質（發炎物質），利用發炎反應吸引白血球攻擊這些已經生病的血管內皮細胞，來移除已經被沉積的阻塞物傷害的細胞，產生新生的健康血管內壁細胞。

但這種血管硬化發炎反應的影響常是持續的慢性發炎，久而久之，會導致血管壁的細胞異常增生，阻塞組織的血液供給，演變成組織也跟著慢性缺氧受損，心血管系統失調，甚至身體其他器官功能越來越惡化。

發炎指數（高敏感度C-反應蛋白High sensitivity C-Reactive Protein, hs-CRP）持續上升是全身的細胞持續受到傷害的一種指標，醫學上已經證實，發炎指數越高，疾病的嚴重度就越高、預後就越不好。

如果在練習氣功時，身體發現輕微發炎，可以先觀察幾日，一般老師所說「氣攻病灶」的狀態不會持續太久，也只是輕微發炎反應，快則3天，慢則7天會發現身體症狀自動解除。但如果發現體溫上升、局部紅腫，有疼痛感覺，反覆持續的發作，就不是「氣攻病灶」的反應，應該儘快就醫，以免延誤。

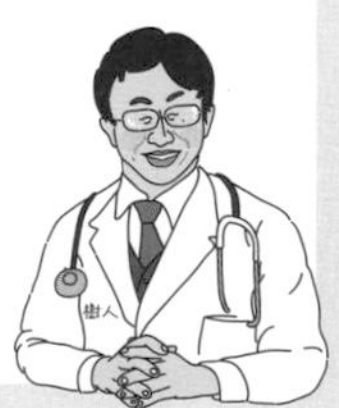

氣攻病灶，身體自療

「病灶」導致身體嚴重耗能，氣血無能力去關照而被遺忘的區域。「氣攻病灶」是人體能量旺盛，聚集充足的氣血，而可以一舉攻破循環阻礙的自療過程。

「病灶」，是氣功常用的一個名詞。「氣攻病灶」，就是練習氣功的過程中，通過功法動作、呼吸、意念調節，達到氣血運行旺盛的效果。在氣血旺盛的情況下，真氣會自動識別出身體哪裡的頻率振動失衡，先以痠痛、腫脹、發炎等類似病理反應的不舒服來顯示，並以真氣持續在局部修護，這個身體自我調節的過程就叫做「氣攻病灶」。

氣攻病灶一開始會表現在身體的強力排濁，透過排汗、流鼻涕、流眼淚、打哈欠、吐痰等管道，將身上各種新陳代謝的產物清除乾淨。我的很多學員都曾嘗試用穿戴式手錶隨時監測顫掌後的心跳變化，發現1分鐘後，心跳從70幾下到達到100多下，2分鐘後上升到110下，3分鐘後就能達到130下。

這也就是為什麼這麼多人反應，3分鐘顫掌後就感覺到身體微微發熱出汗，心跳緩慢上升，血管阻力下降，循環變好。我認為練功之後體溫偏高，可以幫助身體快速消炎、增強免疫力，使炎症病灶不易在體內滯留。另外，練功後明顯感覺筋骨柔軟，全身僵硬緊張問題不見了，身體鬆活後，帶動氣血循環旺盛，讓身體有機會脫離永久性發炎的困擾。

每天持續練習顫掌，每次做足3分鐘，不限時間，不限場地，不限體質，就能看到氣攻病灶的效果出來。顫掌後，身體很多經絡瘀堵的區域會產生「氣攻病灶」的反應，有時候像是舊病復發，有些人需要一次又一次的經歷，這是練功之人必經的退病過程。

健康小教室　觀察心率，預防慢性病

心臟是身體的發電機，每分每秒均勻跳動，幫助身體把營養輸送到全身。成年男性心跳每分鐘 60 ～ 80 下，女性 70 ～ 90 次，入睡後男性 50 ～ 70 次，女性 60 ～ 80 次。成年人心跳低於 50 次，就會出現頭昏眼花、疲倦無力，低於 40 次，腦部會因為極度缺血而發生暈眩昏厥。而靜息心跳超過 80 次，意味著心血管風險增大。

根據 533 運動計畫，每週運動 5 次，每次 30 分鐘，心跳達到 130 次，對於三高預防或者慢性病患者，這種有效運動心率 100 ～ 130（bpm）之間，對於慢性病預防是有一定的效果。（具體公式可上網找到最適合自己的運動心率）。

身體對氣的自然回應

氣功學員——方先生

當健康檢查報告拿到手，我嚇一大跳，怎麼都是紅字！我是工程師主管，工作繁多，每到下午，我總是眼睛充血，臉脹紅，身邊的人還以為是高血壓發作。下班後，往往都累到極點，倒頭就睡著。

練功後，身體出現「氣攻病灶」，讓我憂喜參半，憂的是我的身體原來有這麼多問題，喜的是好險我有練功，能幫助我儘早發現。

練了 YoungQi 回春功，一次起床後嘔出像薏仁般的顆粒。我很訝異，醫生說是淤積在喉嚨的食物結塊，原來這是「氣」讓卡住的小結石跑出體外。

到了 EnerQi 五禽虎戲功法，某天上課後，一早我吐了一口血，黑色的鼻血也隨後流出，我更意識到，這些都是身體對「氣」的真實回應，氣攻病灶確實在身體上發生了，更幫我一步一步回到健康狀態。

心為君主之官

顫掌，幫心臟減壓

顫掌 3 分鐘，幫心臟重新找回穩定的節律，讓身體找回旺盛循環的共振頻率。

心臟是規律的節拍器

物理學用波動解釋這些心跳、腦波、脈象的振動，而中醫氣功則用「氣」來解釋這個循環概念。

在體內運行不止的氣血，是生命的能量；氣血是流動的，通暢的運行全身，這種循環就是我們內在的頻率。凡是頻率，都會有一個主要且規律的週期，譬如交響樂團裡面，由總指揮帶出主旋律，所有樂器演奏都要跟從指揮。

中醫說心為君主之官，我們的心臟像是一個規律打著拍子的節拍器，作用也跟總指揮一樣，全身的氣血分配是透過心臟來發號施令，按照身體的需要，指揮著每一個器官的振動頻率。假使氣血出現不調和，頻率就不能和諧，身體的運作就會失序和失控。

健康小教室 **心律不整，身體出問題！**

心臟終生工作，依賴的是右心房的心臟節律點（heart pace-maker），如同馬達啟動後，有規律轉速一樣，心臟也應該有規律的跳動。成人心跳在60～100下中間。

可想而知，如果欠缺了穩定的拍子，心臟就不再是個指揮家，只是負責闡門關關的管理員了，而血液在運行過程中也會遇到很多阻礙，例如要通過很多彎曲的、上升的、狹窄的管道，這些障礙物都會消耗人體很多能量，這也是為什麼心臟一旦出狀況，不僅影響到血液循環，心臟跟其他臟器共振的頻率也會被打亂，全身都會開始出問題。

久坐傷身，節拍失準

有句話說：「流水不腐，戶樞不蠹」，意思是經常流動的水不會發臭，經常活動開合的門軸不容易被蟲蛀爛。我們的身體也是一樣，無論內在外在，只要循環好，就不會有腐爛增生的問題；一旦循環變差，一灘死水的狀態下，一定會孳生細菌，還會產生細胞病變。

久坐不動是現代人的生活習慣。我們每天上班8小時，常一坐不起，回家也因為太累只想坐在沙發上看電視。從氣血循環的角度來看，久不活動，氣運行不暢，就無力推動循環，造成心臟負擔，繼而失掉了規律的節拍，氣血失衡，心血管健康最先亮起紅燈。古時候的人早有智慧，知道「生命在於運動」，動起來，活絡了身上的氣血，就是在調節人體的節奏器，而幫助心臟減壓，讓心臟有足夠能量推動全身氣血循環。

所以，我長期在全世界推廣顫掌這個氣功功法，只要平時養成良好的習慣，坐著後，每一小時站起來顫掌3分鐘，就能幫助心臟重新找回穩定的節律，讓身體找回旺盛循環的共振頻率。

反轉生命的沙漏

氣功學員——吳先生

從小我就愛吃糖，每餐飯後都要吃糖，沒吃就覺得不對勁。隨著年齡增長，為了升學，拚功課；為了工作，拚業績；除了吃糖，我開始了日夜顛倒，作息錯亂，胡亂吃喝的日子。

那時我有個大肚腩，裡面有個油膩的肝，加上長期缺少運動、姿勢不良，脊椎側彎，每次起身都需要分解動作。我還有嚴重的五十肩，洗澡都搓不到後背。

直到胰臟慢性發炎，我每餐飯後的甜點，不再是五顏六色的糖果，而是花花綠綠的藥丸。老婆再也受不了我每天吃一大把藥，直接上網幫我報名免費體驗課程。沒想到不到 2 小時，就此奠定下我的氣功之路。現在，我要報告自己的練功成績單：

我的腰不再痠，低頭可以看到腳趾頭，洗澡可以洗到後背，五十肩好了，脂肪肝從重度回到了輕度，醫師判斷胰臟炎不用吃藥。醣化血色素值檢查從 8 點多降至 7.1。我有信心能繼續反轉生命的沙漏，讓三高指數回歸正常。

微微一顫，末梢循環變好

越放鬆，能量越大

微微的顫掌能調動身體的經脈，讓氣血能量的運行通道順暢無阻，肢體動作越放鬆，顫掌的能量會越大。

細緻顫掌，末梢共振

共振在聲樂學裡叫共鳴，共鳴有高低之分。例如音響喇叭，有普通的，也有昂貴的，差別就在共振的細膩度；越好的音響，能聽到越細緻的音頻。運動的共振作用也一樣。大多數的運動，是全身性的動作，屬於大面積的共振；而顫掌著墨的卻是小環節的末梢細節，這種末梢上的細緻動作，也是我們平時很少鍛鍊到的，其振幅和頻率都和大面積運動的效果不同。

我所有的學員，初學氣功的第一個動作，就是顫掌。很多人一開始看到這個功法，都覺得毫不起眼，不屑地認為，這麼簡單的動作，難道還做不來？但結果是，很多人高舉手臂顫掌不過20秒，就受不了了，又痠又緊的手臂，加上肩膀的僵硬，大家開始唉唉叫。

做完3分鐘的顫掌，不用我解釋太多，很多人已經明白，原來自己的末梢循環是非常不好的。這樣的細小動作，雖然動作幅度不大，但內在氣血的調動卻是非常明顯而有效果的。

末梢緊又僵，血管也變硬

一個人元氣不足，氣血循環很差，初做顫掌會相當吃力。在每一次的開放體驗課程中，我都會教導民眾學習顫掌的動作，對初學者來說，這是最簡單的自我檢查，特別能看出血管彈性以及末梢的柔軟度。

人體的末梢如果開始有沈澱堵塞，血管會變得狹窄而不通，慢慢的，身體其他的主動脈也會出問題，所以末梢是最敏感的，也是最容易被忽略掉的。如果你開始感覺手麻、眼痠無力、視力變差、頸椎僵硬、手腳冰冷，或是早晨起床，腳一踏地時會感到腳麻或無力，這都表示身體的能量已經不足，氣血無法供應到末端，就會第一個在手、腳、眼睛等末梢上反應出來。

在做顫掌時，很多人發現自己左右兩隻手明顯不協調、不對稱；有些人像鴨子划水一樣前後拍；有些人像揮手一樣左右擺；有些人像抽搐一樣上下拉；大部分人左右兩手顫動不同調，一隻手總是跟不上拍子；還有的人或快或慢，不是顫不起來，就是顫不到同一個頻率上，這些都顯示了元氣虛弱，末梢循環不良，心臟負擔加大的反應。

顫掌後，別忘了看看自己的手。這時，手應該是溫熱且發脹，手掌紅潤，手指肚鼓脹，這代表氣血循環旺盛，末梢通暢。但很多初學者，反而感覺手指僵硬，緊繃，這表示身上那條筋或經絡有瘀堵的問題；還有很多人顫掌後，手還是僵的或出冷汗，這是身體濕寒，循環受阻，心臟無力的表現。多練習顫掌，不僅能讓手放鬆下來，還能調動內臟，特別幫助筋和血管變柔軟，可以有效預防心血管的問題發生。

越放鬆，能量會越強大

身體的放鬆與繃緊，都是波動的傳導。好比人越緊繃，身體肌肉越僵硬，筋和血管也越緊縮，這種繃緊神經的波動會一路傳導到內臟，不但耗能，還容易損傷筋肉血脈臟腑；只有放鬆大於使力，肌肉鬆下來，筋和心血管也會跟著柔軟。

顫動，是一種輕微的抖動，所以顫掌不能做成大動作的揮動或晃動，那就變成全身在活動關節了。顫掌時，肢體動作是朝末梢走的，也就是說，氣血能量會由體內往外放射到四肢的末梢，這時手指、手腕、手臂都在一個很鬆很輕的狀態裡，微微地顫掌才能調動身體的經脈，讓氣血能量的運行通道順暢無阻，肢體動作越放鬆，顫掌的能量會越大。

根據調查，人最難放鬆的地方就在肩膀，人緊張時，也會先聳起肩膀。其實，很多心臟血管問題都有肩膀痠痛，肩背疼痛，甚至造成手舉不起來的問題。想要改善心血管循環，通過顫掌改善肩膀僵硬問題，練習讓肌肉放鬆，也等於間接幫心臟減壓，讓肩背部循環更暢通，心臟也比較沒負擔。

顫掌這個功法，可以訓練身體擁有健康、活力的肌肉。健康的肌肉是一種張弛有度、氣血充盈飽滿的狀態。張弛有度就是說，該發力就能繃（收）起來；該放鬆又能柔軟下來，有著剛柔並濟的肌力。換句話說，全身肌肉要會發力，還要能放鬆，這一收一放、一張一弛之間，要能活動自如，每次顫掌3分鐘就是最好的入門訓練。

健康小教室 **肌和肉是有差別的**

中醫學理論中，皮毛之下是腠理，腠理之下就是肌肉。肌和肉是有差別的，肌是發力的、有彈性的肉；而肉則是放鬆的、鬆弛的肌。

現代人普遍缺乏運動，長期下來肌肉會鬆弛、無力，甚至萎縮，就像一些癱瘓的病人，因為身體久不活動，就會出現這種「有肉無肌」的狀態。另一種「有肌無肉」的情況也不健康，例如許多電腦族、低頭族，持續同一個姿勢打電腦、滑手機，常形成肌肉緊繃僵硬，動不動就肌肉、肌腱、筋膜發炎，這些都是肌肉持續發力不放鬆，所造成的肌肉緊繃。

好了傷口，別忘了疼痛

氣功學員──陳小姐

身為台積電的辦公室一族，免不了的是肩頸僵硬、腰痠背痛、滑鼠手，有時還會閃到腰。身旁同事與我都是免疫力變弱、精神也越來越不好。每逢月經來時，不知為何一定感冒，比較嚴重時還會併發支氣管炎，忽然猛烈地喘不過氣，半夜跑去掛急診。

我以前的人生真可謂是「黑白阿信」。每天，要到辦公室上班；每週，要去請人按摩肩頸；每個月，還得應付月經招來的感冒……這些毛病，都在練功之後全不見了。

現在的我幾乎不再感冒，且精氣神飽滿。原來只要健康了，什麼都會好。我還帶我媽媽一起來學功，媽媽不穩定的血糖也沒有了，以前她也是感冒一族，現在我們母女倆再也不用三更半夜驅車趕急診室。

為什麼現在我要做志工呢？看看師兄姊們服務的精神，我學完了當然也要跟進付出。我受到恩惠，之後也有許多人會像以前的我一樣，需要各種協助。不惰功的方式就是，時時提醒自己「不要傷口好了就忘記疼痛」。

當我們顫在一起

群體共振，力量百倍！

在同一頻率上，群體帶來的力量會大於零星。當一群人一起顫掌，不僅帶來共振效應，所產生的能量還會是倍數增加。

當我們「顫」在一起

一開始我們說到了，一隻蝴蝶、一道刻痕、一塊骨牌、一根髮絲，都可能帶來令人驚奇不已的共振效應，那如果是群體共振呢？

有這麼一個故事，一支步兵隊在以整齊的步伐行軍通過一座吊橋時，竟然造成吊橋過度搖晃而倒塌。當時步兵隊的總重量，並未超過吊橋所能承載的總重，但不巧的是，步兵隊的步伐頻率正好等於吊橋的自然頻率，因此產生了共振效應，才會導致吊橋結構被破壞而倒塌。

這說明了，在同一個頻率上，群體帶來的力量必定會大於零星的。當一群人一起顫掌，整個公司或全家人一起顫掌，不僅帶來共振效應，所產生的能量還會倍數增加。

健康企業，快樂員工

家庭要和諧，公司要興旺，必須所有人的頻率一致才能達到和諧波。就像吸引力法則所說的「同頻會共振，同質會相吸」一樣，相同頻率的人，不但會產生出能量上的共振，還會互相吸引；而不同頻率的人則會互相排斥。也就是好的會吸引好的、排斥壞的；而壞的會吸引壞的、排斥好的，所以你處在什麼樣的頻率，你的能量就會共振到什麼樣的人。

老師建議，除了每天練習顫掌外，如果是家庭、團體、公司，想要和諧共鳴，最好能每天有一次團體圍圓圈一起練習的機會，不僅能改善個人健康問題，一起練習時，還能達到團體共振的效果。

我的團隊目前有90多位合格認證的健康管理師，他們在世界各地近百家企業擔任養生社團的教學和維護員工持續練功的任務。我們觀察到，企業組織了這樣的氣功社團，表面上看起來和營運沒有關聯，在經過長達10年的運作後發現，企業重視員工健康，員工身心調整後，彼此之間頻率更相近。團隊和諧，除了減少生病請假等問題，還能讓員工保持愉悅喜悅的心來工作。

企業界最近相當重視這樣的養生課程，包括世界知名企業：Google、雅虎Yahoo、博通Broadcom、台積電TSMC、阿里巴巴集團、娃哈哈集團、杏輝藥廠、美國益邦製藥、各大銀行與航空公司等，都相繼邀請白雁時尚氣功教授氣功運動課程，為員工提供了一個健康喜樂的養生休閒運動。

快樂的大雁家族

氣功學員——王先生

我爸爸，是逆風飛翔的大雁。年過 80 的爸爸，有些步履蹣跚，記得剛上課時，許多的師兄師姊熱情地對他寒暄問暖，但還不熟悉的他總是冷漠的回應，沒想到兩天課上完，已經跟天順教練用台語尬馬語地嘻嘻哈哈、比手劃腳。接下來的每個週六，父母兩個 80 幾歲的老人，快快樂樂地騎著摩托車前往台南團練場，參加半個小時的和氣團練。緣分的果實隨著爸媽一日練一日功漸漸成熟，姐姐們決定練習 YoungQi 回春。

後來，高雄開辦蓮花養心法課程時，兩老似乎練上癮了，非常羨慕大型課程前蓮花養心組場佈氣的美妙祥和，一直嚷嚷著要去上課。原以為他會練的辛苦，沒想到課堂上，童子拜佛要單腳蹲低加閉眼，爸爸一身踉蹌，搖搖晃晃，全憑對組員的相信；眼睛一閉，右腿一蹲，成功的完成任務。

那瞬間，爸爸堅定的臉龐深深地烙印在我心底。他是真心喜歡，感動了我們所有的人。他自豪的說：「耶～我們王家快 20 個人都是白雁家族了！」白雁時尚氣功，已經成為家庭聚會的話題，彼此分享心得，相互鼓勵打氣，一起練功，讓我們自主健康，日後也願意幫助更多的人一起走向自主生命的康莊大道。

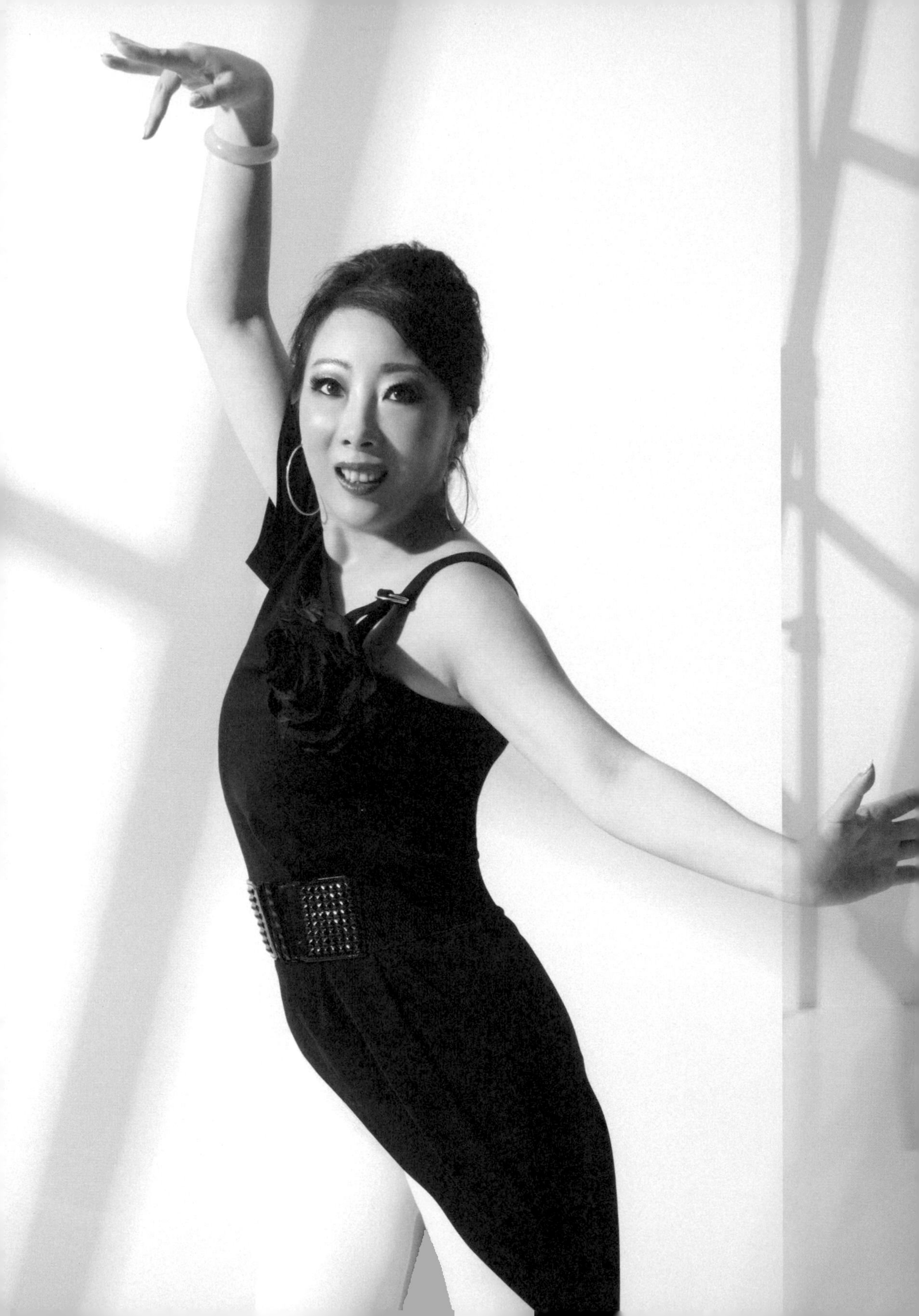

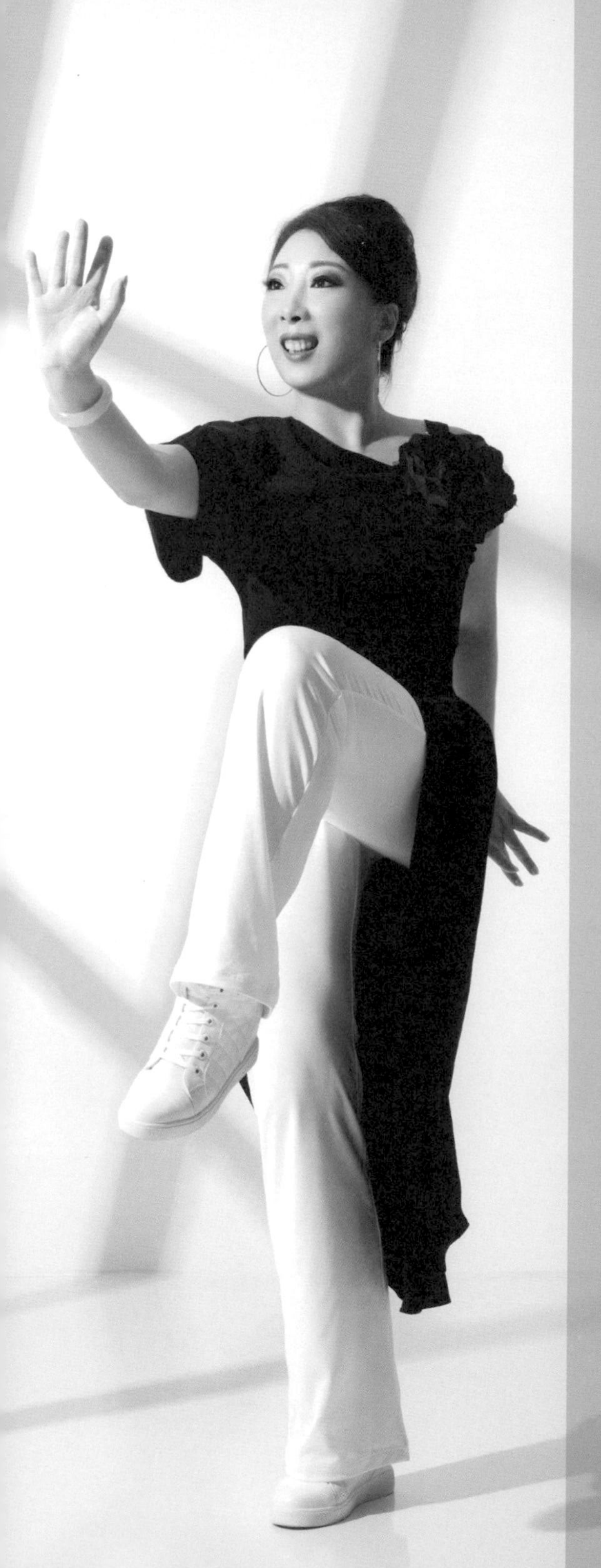

Chatpter

3

氣功調和「氣血」，是生命的基礎

百病皆生於氣

氣血不「行」，百病叢生

組成身體的基礎是「氣」，當你說不出自己到底生了什麼病，但不是這裡疼就是那裡痛時，可能是氣血不「行」了喔！

氣，生生不息的能量

中醫講循環，離不開「氣」這個字。氣血循環的基礎就是身體元氣的通堵、清濁、強弱狀態。

那麼，你了解「元氣」這個概念嗎？西方醫學認為身體是由細胞組成，而從中華文化的角度來看，組成身體的基礎就是「氣」。

氣，代表著生生不息的能量。「氣」是源於古代關係學的觀念。任何物質的能量狀態，都可以用「氣」去形容。 例如自然界的氣有天地之氣、陰陽之氣、五行之氣、四時之氣等；在人體的氣有精氣、神氣、真氣、臟腑之氣、經絡之氣等；與健康狀況有關的氣，則有正氣、邪氣、元氣、病氣、濁氣等分別。

「元氣」好比是人體的發動引擎，包括血液運行、津液代謝、臟腑機能，都得要靠它來推動；甚至於人體能量轉化和新陳代謝，也都是由氣來主導，所以想要徹底改變健康狀況，必須從根本上調節「氣」著手。

「先天之氣」與「後天之氣」

從道家養生學的角度來看，推動身體器官運作的基礎就是「氣」；生命的本源就叫「先天之氣」，也就是當精卵結合，生命的開始；那一瞬間所產生的能量，導致細胞開始分裂，這個能量就是「先天之氣」；其來自父母親的DNA決定先天體質以及遺傳性疾病。

人出生後開始呼吸、飲食、受陽光照射，接收了「後天之氣」，等於是人體和大自然產生關係；而兩方能不能維繫和諧共鳴的關係，就決定了一個人日後是健康或是生病。後天體質跟飲食、作息、運動習慣、思維方式都有關係，習性決定了健康的素質，而如何讓自己體質平和不失衡，是養生學中一個重要的課題。

氣血「行」，百病不生

有句話說：「人吃五穀雜糧，哪有不生病的？」生病當然要找醫生治病，根據病症找出病因，才好對症下藥做治療。

只是我最常遇到的病人，十之八九都是說不出自己到底生了什麼病，不是這裡疼就是那裡痛，醫院檢查時往往並不符合哪一個特別的類別，從內科看到神經科，再轉到骨科，最後還是找不到病根，止痛藥、肌肉鬆弛劑吃一吃，也就這麼一拖再拖，直到惡疾發生。

人身上各種不舒服或是疾病，追根究柢，都是氣不調所引起的。例如肺氣虛的人容易氣短、痰多、咳喘無力、易感冒；腎氣虛的人容易頭暈耳鳴、呼吸淺短、面色晃白、腰膝痠軟、小便多；脾氣虛的人常會疲憊心煩、乏力懶動、肌肉痠痛、思慮過度等等。

看的出來，凡是屬於氣的不調，大致上有幾個共通點：氣色晦暗、無力乏氣、心情不愉快、各種痠痛等負面表現。換句話說，「氣」不調，會百病叢生；「氣」不順，則會心情鬱悶；「氣」要是不走正道，一不小心就會走入惡性循環的歪路，最常見的是氣堵、氣濁、氣弱3種失衡狀況。

健康小教室 氣功——增加及補養元氣的功夫

從中醫辨證論治的角度來說，一切病根都與「氣血運行」脫不了關係。

氣學養生中最常強調的概念是「氣為血之帥」、「氣行則血行」，血的循環其實要靠「氣」這個能量來推動。所以中醫說：「百病皆生於氣」，氣的不調和，是引發百病的根本原因。

如果把生命比喻成一棵大樹，「氣」是根，只有根深才能葉茂。一旦這棵樹的根腐爛了，就好比人的氣不足了，這棵樹就會慢慢枯萎。30 年的教學經驗明確的告訴我，人的身體是有自癒能力的，而這個能力就是來自「元氣」。

我們練習氣功，可以透過自我調動內氣的鍛鍊，達到健身長壽的目的，這種增加及補養元氣，自我調節健康的功夫，可使「晦氣」變為「運氣」，使「悶氣」變成「喜氣」，使「氣弱」變「浩然正氣」，由「氣堵」變成「氣通」，從而達到健康快樂，這個功夫就叫做「氣功」。

用自己的氣，治自己的病

氣功學員——劉小姐

經過某次嚴重的大感冒，我的氣喘就遺留至今，每次感冒就發作，再加上流感特別鍾愛我，說得出的流感，我都有得到過，幾乎都送急診室，我在急診室的時間，簡直可以申請 VIP 卡。

偶然的一次泡湯，讓我遇見淑幸，在她熱心地帶領之下，我很快報名白雁氣功開始上課。練功，對我來說是一帖上好的「感冒藥」。我剛開始肺活量約 66%，練了和氣舒壓法後，發現肺活量明顯改進，醫生也十分贊成我繼續練功。

氣喘服用的類固醇，讓我有所謂的「水牛肩」、「犀牛背」、「滿月臉」，我練了 EnerQi 五禽功法後，竟然全都消失了。

我還有過敏、自律神經失調、膀胱過動症。其中，膀胱過動導致我的膀胱脫垂十分嚴重，醫生要我做膀胱垂釣的治療。然而，一路持續練功，某天，我再去檢查膀胱，醫生反而問說「你哪裡有脫垂？」很神奇！

練功讓我感到既幸福又健康。當你喜歡了，也就容易堅持下去。我喜歡白雁氣功！

通則不痛，痛則不通

氣堵，僵硬痠痛打頭陣

氣血運行受阻，會導致身上大大小小的痠痛跑出，身體問題多多，嚴重還可能發展成免疫功能或新陳代謝失調。

緩慢柔軟的運動方式

氣功是一種緩慢柔軟的運動方式，不僅適合現代忙碌人，還是改善循環最有效的方式，只要每天持續練習10分鐘，就能改善身體健康。而氣功能調整的，首先是氣堵問題。

什麼是氣堵呢？其實，很多痠痛都是氣堵造成的。只要身上某個部位的氣堵住了，會讓人有沉重或痠痛的感覺；相反的，一旦氣通暢了，人會感覺變輕鬆。例如，當肩膀總是感覺沉重、僵硬、痠痛時，就要意識到應該是有「氣」在這邊堵住了，只要能將這裡的「氣」疏通，人會頓時覺得肩膀變輕。

「痛則不通，通則不痛」，氣堵會讓人筋骨僵硬、循環不好，接著出現各式各樣的痠痛和疼痛。身體運送氣血的氣路狹隘了，會引發局部脹痛、脹悶感、呼吸不順暢、便祕脹氣、頭腦發脹、煩躁憂鬱、睡不穩、夜夢多等問題，這些都是「氣堵」造成的。

「氣」可以行走於經絡，經絡是「氣」運行的重要通道，連接著五臟六腑，可以把它想像成人體裡的一條快速道路，能將養分有效又快速的送達全身。但如果這條快速道路塞車了，原本暢通的路變得不通，運行受阻的氣血不是亂竄亂行，就是堵在一處打結了，身上也會有大大小小的痠痛跑出來。

通則不痛，痛則不通

形成氣堵最主要的原因，就是筋骨僵硬，關節老化而造成氣血不通暢的狀況。

如果你平時是懶動一族，長期坐在椅子上的生活型態，四肢氣血運行不暢，筋骨僵硬，痠痛叢生。就像拉馬克的「用進廢退」理論，我們身上的器官經常使用，會變得發達；不常使用，就會逐漸退化。身體越常活動，筋骨關節的靈活度越好，身體痠痛少，關節越不容易異常磨損而提早老化。

而壓力大是氣堵的第二個原因。不要小看痠痛僵硬的毛病，上班族因長期處在高度壓力的情況下，罹患致命的心臟病機率比一般人高出25%；死於中風的機率更多出50%，都跟肩背僵硬痠痛、脊椎側彎、腰無力、聽力、視力減退、頭痛頭昏等有關連。

氣血瘀堵，生出慢性病

疾病總是無聲無息地找上門，可是事實上並非完全沒有先兆。在疾病具體成形之前，會以症狀的型態，讓你看到亞健康的端倪。氣堵一開始只是一些疑難雜症、腰痠背痛、便祕、失眠、各種疼痛，嚴重後會發展成免疫功能或新陳代謝失調。由於症狀不是病，往往容易被忽視，讓症狀從輕微不斷加重，最後演變成病，甚至是醞釀慢性病的溫床。

白雁氣功裡所提倡的「自主生命」，就是一種預防勝於治療的概念，在疾病還是「症狀」的時候，就揪出來加以調理，不讓自己走到重病的這一步。

健康小教室　一起來認識氣功運動

在我多年的氣功教學經驗當中，發現來學習氣功者，絕大多數都是因為症狀不確定、說不出自己到底是什麼病，或者看醫生看不好，吃藥吃很長一段時間，改善情況時好時壞。這些氣堵症狀小至痠痛、失眠、消化不良等，一直纏身好不了，真是讓人困擾。

我的學員常說，來練氣功是因為醫生勸導「要運動喔」。嘗試過後發現，跑步會太喘，爬山膝蓋關節痛，打球沒場地，游泳不方便，慢跑空氣污染不放心，怎麼辦呢？想來想去，氣功最輕鬆，又不受場地限制，沒有年齡分別，把氣功當成運動，是一個不錯的選擇。

喜歡運動的人，就來練功吧！

氣功學員——俞先生

我很注重運動，我發現，運動應要隨年紀增長和狀況去做調整。某次打完羽球，膝蓋疼痛，發現我的膝關節因為打球的動作而損傷、發炎。有了運動傷害，我思考想要找一個傷害最小、又可以變成習慣的活動。

台積電與我同部門的同事，練功後成效顯著，他的精神奕奕讓我印象深刻。於是，就加入公司的和氣功社，一腳踏進了白雁家族。

練功之後，每天從早拚到晚上還不感覺疲倦。本身既是A肝帶原者加上脂肪肝，10年來每次的檢查，沒有惡化，卻也沒有改善。練功的這些日子，我的脂肪肝不知不覺消失了，做超音波時，連醫生也沒看出我先前有脂肪肝的跡象呢。

氣功的效用也作用在我的心靈。以往工作壓力大，久了心態變得沉重，而現在我對工作，仍可以提得起勁去處理，態度也都是正向樂觀的。用心上課，用心練功，每次的體悟也都將不同。

排濁，體內淨化的自我掃除

氣濁，烏煙瘴氣使人病

不流通的空氣，如同汙濁之氣排不出去、新鮮空氣進不來，濁氣累積讓汙染變嚴重，長期待在這樣的房間，真的不想生病都難。

老廢排不出，慢性自中毒

氣功很適合現代忙碌的人，特別是缺乏運動的少動族。人體每天都在體內製造垃圾，身體代謝最重要的，就是通過循環系統把身體廢物代謝出去，把養分輸送到全身。氣功運動不僅可以幫助身體疏通，還能夠加強身體排毒，改善氣濁的問題。

想像一下，在你開車行經的道路上，如果到處都是垃圾，臭氣沖天，而且為了閃避還必須不斷繞路行駛，這樣還能順利行車嗎？再舉個例子，一個房間如果空氣不流通，不但汙濁之氣排不出去，新鮮空氣也進不來，濁氣累積讓汙染越變越嚴重，長期待在這樣的房間裡，人想不生病都難。

健康小教室 **什麼是「氣濁」？**

「氣濁」指的是人體的新陳代謝功能不好。我們每天都會產生很多的濁氣和濁物，如大小便、汗液、眼淚、鼻涕、痰液、女性分泌物、屁、嗝、耳屎及鼻屎等。如果身體大掃除的能力低落，濁氣、濁物無法按期排出，就會殘留在體內，而身體一而再地反覆循環吸收，我們體內的氣就會越來越污濁。

身體的「自我中毒」狀態

身體的排濁能力減低時，也降低了對外適應的能力；當氣候變化，遇到溼氣、寒氣、暑氣等外邪侵入時，身體無法及時調整，變成循環的障礙，又會產生更多濁氣。此時如果再伴隨著「氣堵」的現象出現，會更加阻礙身體的代謝及循環，使身體長時間處於半中毒的「自毒」狀態。

體內「自毒」，會使皮膚乾澀、鬆弛、失去光澤，產生黑斑；有些人宿便嚴重，甚至會影響體型，讓脂肪囤積。當身體的老廢垃圾堆積如山，人體充滿了烏煙瘴氣，還會步步進逼扼殺好氣，使濁氣的勢力範圍大增，原本無形的氣，最後都變成有形的病，人也從原本的健康狀態，往生病的方向靠攏。

無形濁氣，變有形的病

從中醫觀點來看，當人體的「陰濁」佔據了「陽清」，人一定會生病。中醫的「陽」就是指無形的能量——陽氣；而「陰」相對於陽，指的是具體臟腑器官，也包括了血、水、津液等身體有形的物質。

「濁陰」則是指有形的廢氣、濁物、雜質，又特指水濕加入混濁物。這些陰濁長期停留在體內，勢必會佔據陽氣的位置，陽氣變弱就無力帶動血行，氣血循環功能會漸漸減弱。

哪些人容易形成氣濁呢？不運動、久坐、吃太好的人、怕熱、愛吹冷氣的人，一開始只是身體發福，慢慢肚子變大，氣濁就形成了。很多過了中年的人都有這個狀況，如果覺得身體沉重、容易疲倦、身體出汗黏答答的、喉嚨有痰，要特別小心身體的變化，因為糖尿病、高血脂、脂肪肝很容易就找上你。

凡藥三分毒，吃多濁氣多

現代人越來越依賴藥品。尤其東方人更是動不動就愛吃藥、吃補，小感冒經常自行到藥局購買成藥服用；孩子一發燒就趕緊給退燒藥；怕身體少元氣缺營養，每天還要照三餐吞進各式各樣的保健食品。

台灣是高洗腎王國，遠高於日本、韓國、美國及歐洲其他國家，其實跟民眾濫用藥物，特別是非醫師處方簽的藥物濫用有很大的關係。我的很多學員上完我的氣功課後都驚訝的說，原來以前動不動就自己亂吃藥，真的是害了自己。他們說，以前只要一不舒服，就找藥來吃，沒想到，凡藥必有性，藥毒也許會滯留體內，也造成了另一種「氣濁」。

基於這個原因，我的課程第一堂課，就是排濁。濁是身體新陳代謝後必須排除的不好能量或液體物體。許多學員在剛開始練習「排濁」時，流汗聞到的不是汗味而是藥味，這個俗稱「汗毒」。像是長期吃中藥的人汗中會有中藥味，吃西藥的則有股硫磺味，這些其實都是「汗毒」，透過排汗能將藥毒從皮膚排出體外。

每天練功的目的，是要維持身體排毒管道的通暢，這樣就算吃進毒素也不用太害怕，因為通暢的身體絕不會給這些毒素落腳的機會，當天吃進去，當天就能排出去，這是身體自我掃除的機制。

健康小教室　3階段，氣濁使人病

第1步，體內濁氣排不出去，開始只是「氣態」存在，例如脹氣、打嗝、悶脹、屁多。

第2步，慢慢就變成身體代謝不掉的有形黏濁物，以液體狀態如痰和鼻涕，或者只是出汗黏一點，大便濕一點。

第3步，過多的黏稠物阻礙循環，進一步影響細胞異常生成，形成肌瘤或腫塊，像是子宮肌瘤、乳房的囊腫、肝腎上的小腫瘤、胃裡的瘜肉、腸裡的瘜肉等，都是「氣濁」造成的。

透過練功幫助身體排毒

氣功學員——高小姐

過去，我是個不運動的人，一年到頭手腳冰冷是老毛病，生產後腰痠引發全身不適，後來靠著每天勤練 1 小時氣功，腰變柔軟不再痠痛，手腳暖和，氣色也變好。

從前，我還很愛喝手搖杯飲料，還曾為了治療甲狀腺亢進長期服藥，剛練功時，能明顯聞到身體散發出奶精的酸臭味和西藥味，我覺得好驚訝，原來練功真的能幫助身體排毒，讓我對功法更有信心。

正氣存內，邪不可干

氣虛，抗病力比人差

造成氣虛的原因很多，長期壓力大或運動不足、衰老、久病、胃腸功能失調，還有容易緊張的人，都是最可能產生氣虛問題的一群人。

元氣不足，哪都虛弱

我們每天坐在辦公室，長時間打電腦，身體越來越僵硬，氣血循環出狀況，體弱多病的上班族健康每況愈下，抵抗力不足，很容易生病。氣功運動不僅可以改善氣堵、氣濁問題，也可以改善人體元氣不足，包含先天不足和後天失調的狀態。

一條快速道路在一開始施工時，就道路工程偷工減料的違法情事，之後又不注重維修保養，很快的路面上會到處都是坑坑巴巴的窟窿，稍微超載或車流過多時，就容易發生道路塌垮的危險，而周邊的城市也可能被牽連，立即陷入生活癱瘓、聯外交通斷絕的困境。

氣虛易胖，無力疲倦

手造成氣虛的原因很多，從先天的不足，到後天的勞損過度，營養不均衡、長期壓力大或運動不足、衰老、久病、胃腸功能失調，還有容易緊張的人，都是最可能產生氣虛問題的一群人。

什麼是「氣虛」呢？人體第3種氣的不調和，是「氣虛」問題。元氣虛弱，導致氣血生成不足，體內能量也下滑，人會經常處於氣弱、疲乏、無力的感覺中。氣虛時，人體免疫功能也會低落，難以抵禦外邪的侵入，並容易受四季「四氣」「六淫」變化影響，簡單來講，身體的適應力、抵抗力與自癒力都會相對低落。

氣虛的人最容易虛腫、虛胖，如果你發現最近大腿腫胖、小腹突出、臉頰下垂、胸部變形等，你可能已經「氣虛」了。另外，常感疲倦無力、精神不濟、情緒低落，做人做事都提不起勁、對性生活失去興趣也是「氣虛」的症狀。

陽氣不足，活得好沒勁

很多人早上爬不起來，下午特別疲倦無力，晚上又不容易睡著；到了冬天，總是手腳冰冷；一到夏天要不就是不出汗，要不就是大汗淋漓收不住；吃的不多，體重不減；大便鬆軟不成形或者便祕；四肢不胖專胖肚子；你知道嗎？這些症狀都跟陽氣不足有關。

我的學員中，大多是都市人，中年過後，80%以上都陽氣不足。一旦人體陽氣不夠，就像冬天溫度低，太陽不夠強，人就會手腳冰冷，打不起精神。當一個人陽氣不足，體內能量缺乏，就容易出現疲倦、懶得動、全身筋骨僵硬、血液循環不良、睡眠品質不好、缺乏活力、體力不濟等明顯的特徵。反映到女性的生理問題，多會有冬天手冰腳冷、月經不調或痛經；男性則經常感覺腰痠腳軟、陽痿、早洩等毛病。

俗話說：「10個女人9個虛」，我說：「女人氣虛要靠氣醫」。不僅是女人，男女的氣虛都不容忽視，儘管這些看似不痛不癢的問題，在醫生眼裡根本不是病，卻讓你覺得「性」趣缺缺，活得吃力，永遠覺得虛弱、疲乏、無力，更會讓美麗光彩提早褪色。

先天不足、後天失調、勞損等都會造成氣虛。長期氣虛會形成虛弱體質，推動血液循環的「氣」一旦不夠力，會影響五臟六腑機能也變低弱。氣虛是身體整體機能下滑的表現，而非單一的證候。

正氣不足，邪氣作祟

擁有充足的正氣，人不但有活力，體力精神也好，身體的抵抗力與免疫力都會處在高峰，可以說，身體健康的關鍵在於正氣強弱。

相對於正氣，會干擾或阻礙身體正氣的運作，中醫稱之為「邪氣」，其中讓人生病的邪氣，指的就是「病邪」。舉例來說，在四季氣候變化中有風、寒、暑、濕、燥、熱（火）等六種邪氣，但當氣候發生異常時，六氣就成了六淫邪氣（淫有過度、反常的意思）。具有破壞力的邪氣入侵人體，若又碰上體內正氣不足以阻擋，人就容易生病。

讓人致病的邪氣從哪裡來？ 由外而來，也會由內而生。外來的邪氣，就像自然界的風、寒、暑等六淫邪氣，會干擾身體機能活動；內生的邪氣，通常是因為臟腑機能失調所產生的病理產物（如痰飲、瘀血、炎症等），這些都是因為「氣弱」，身體無從反抗造成的。

正氣存內，邪不可干

在我們看不見的體內，有正邪兩股勢力每天在較勁，但是只要人體裡有足夠的正氣，當邪氣入侵時，正氣會負責抵禦它、擊退它，邪氣成不了氣候，也就傷不了人。

天地之間、人體之內都需要正氣，因為它是抵禦外邪的本能。《黃帝內經》說：「正氣存內，邪不可干」。只要身體正氣滿滿，自然邪不勝正，外來邪氣也無法侵犯干擾我們，由此可知，用氣功運動訓練身體充沛正氣，絕對是健康的基礎。

改善氣虛，獲得重生

氣功學員——唐小姐

我是中學教師，剛畢業開始教書時熱情有衝勁，每天早上都迫不及待衝到學校，精力充沛陪學生玩一天都沒問題，陪伴學生學習成長讓我很快樂。但 2 ～ 3 年後，早上起床沒精神，到學校沒笑容，連學生都能感受到低氣壓，早自修總是特別安靜。

長期疲累高壓的工作，每天需要吃藥才能入睡，總是手腳冰冷，婦科問題一直困擾著我，20 幾歲就因為子宮肌瘤開過刀，沒想到 32 歲又發現卵巢長了水瘤。

其實，早在出現這些實質的病症之前，長期工作就使我的身體越來越虛弱，自己卻沒察覺到。像是講了一整天的課，喉嚨經常紅腫痛；每節課都要高舉手臂寫黑板，造成肩膀、上臂、手腕疼痛；避免不了吸入粉筆灰，支氣管和肺功能變弱；久站導致靜脈曲張、足底筋膜炎；吃飯匆促緊張，易患胃潰瘍；抓緊課後時間打電腦備課，久坐和用眼過度都是家常便飯。

而我靠著練功，改善了氣虛體質，練氣功第一天，我好意外居然一躺下就睡著了！持續練功 2 年，手腳暖和，整個人精神氣色變好。更神奇的是水瘤不見了，醫生還說我的卵巢和子宮都非常健康，讓我有重生的感覺。

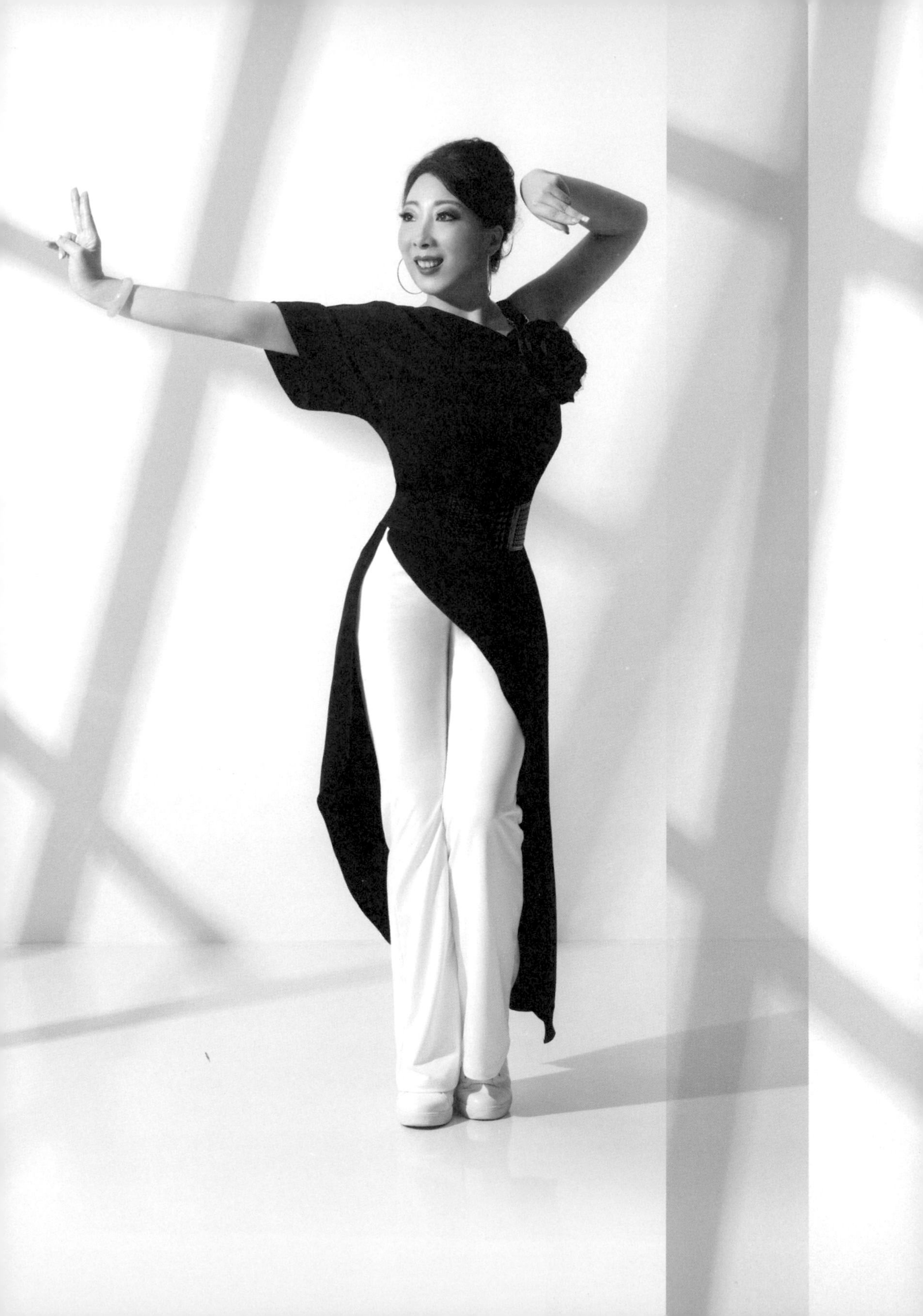

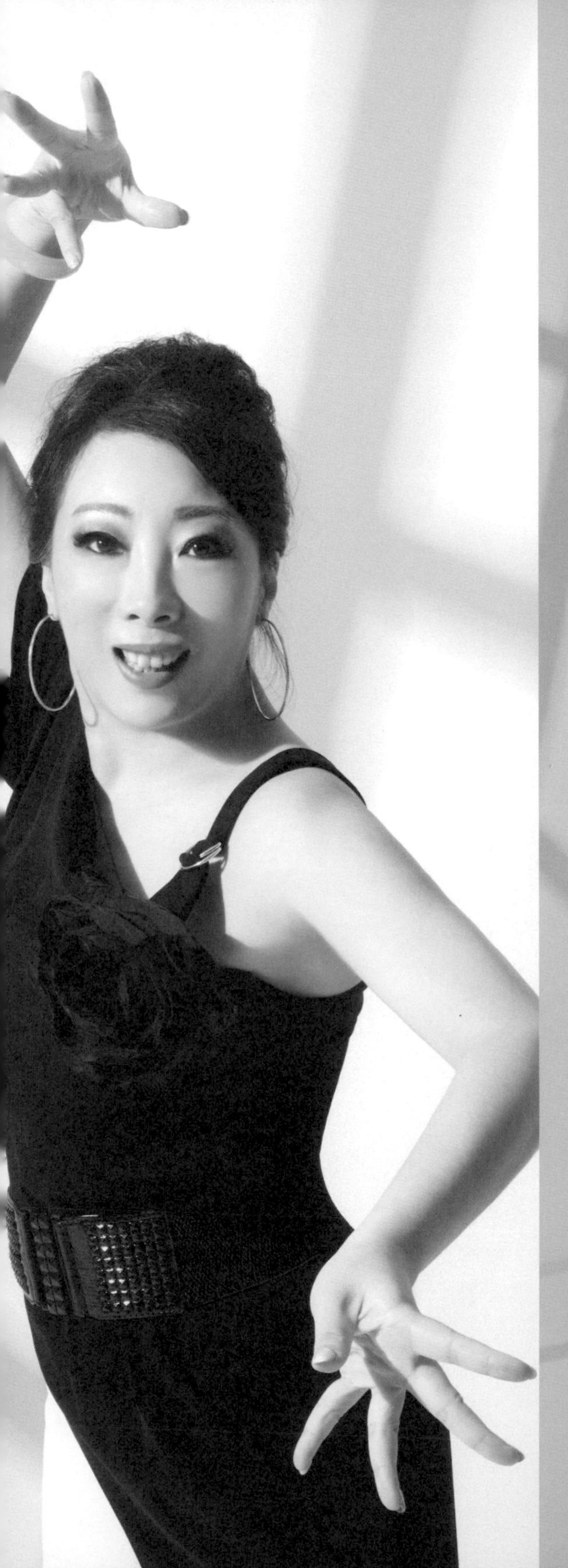

Chatpter

4

血管危機，藏在細節裡

當心壞油堵死血管

血管硬化，從堵塞開始

想想一整天的飲食與生活，加上缺乏活動，早已讓我們的血管累得不勝負荷，造成血管堵塞，引起許多重大疾病與問題。

從生活細節看血管硬化

血管硬化危害健康，而硬化原因就藏在我們的生活細節裡。想想現在我們的生活方式：早上起不來，胡亂吃了三明治、喝杯奶茶，打發了早餐；中午外食，油膩重鹽肯定少不了；一整天坐在椅子上，盯著電腦，滑著手機，除了尿尿，很少站起來活動活動；晚上下班已經累到不想動，窩在沙發上看電視，或者應酬出去吃個大餐，再配上宵夜，累了一整天的血管無所適從。也許你還不知道，這可能就是血管硬化的起因。

健康小教室 血管硬化導致冠心病

血管硬化最開始發生在動脈。動脈硬化最常見的部位在冠狀動脈、頸動脈及下肢動脈。冠狀動脈血管負責輸送血液到心臟，供應心臟細胞氧氣及養分。當冠狀動脈硬化，血管會變狹窄或阻塞，血液就不易通過，會造成心臟缺氧而引發心絞痛（出現胸悶、呼吸困難等症狀）；甚至發生急性心肌梗塞，導致心臟肌肉壞死、心臟衰竭或猝死，這就是冠狀動脈硬化心臟病，俗稱冠心病。

● 血管硬化及栓塞示意圖

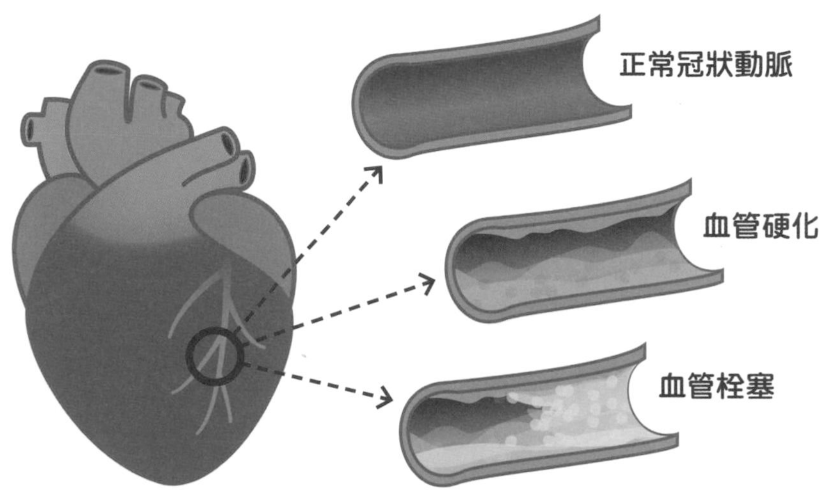

Dr. 葉的診療室

Q 門診病人敘述的哪些症狀，可能是心血管疾病的前兆？

A 最常見的是頭痛、頭暈甚至昏厥，胸悶、胸痛呼吸不順暢，有時會伴隨心悸，感覺得到自己的心跳，或四肢會冰冷、痠痛無力。或覺得自己的體力大不如前。後天的心血管疾病是可以預防的，這部分更應該被重視。

嚴重的心血管問題的病人，如果等到嚴重症狀，如中風、心肌梗塞、主動脈剝離等發生，都已經屬於比較後期的症狀了，預後往往比較差。這類病人初期的感覺可能跟平時作息沒有太大差別，也沒有出現太明顯的症狀，如果嚴重的頭痛，前胸痛會延伸到後背或痛到下巴，感覺像是牙周發炎，吃止痛藥都沒效，或合併其他症狀像是會暈、心悸、心律不整、有胸悶、胸痛等不適感，就要特別小心，務必就醫做進一步檢查。

預防勝於治療，我現在最想做的是衛教病人，在症狀不嚴重時，重視血壓、血糖的控制，除了藥物、飲食外，最有效的是養成良好的運動習慣。

脂肪堆積，血管堵塞

促使血管堵塞的元凶，最常見的就是脂肪堆積。中風和心臟病發作，主要都是因為血管堵塞，導致血液不能流入大腦或心臟。血管內壁上堆積了脂肪層或脂肪斑塊，就是所謂的粥樣硬化，是最常見的血管病變。日積月累的脂肪會使血管通道變狹窄，血液不易流通，血流變慢，養分和氧氣就無法順利供給到各器官，進而發生其他臟腑功能失常的問題。

● 粥樣硬化，引起血管狹窄和堵塞

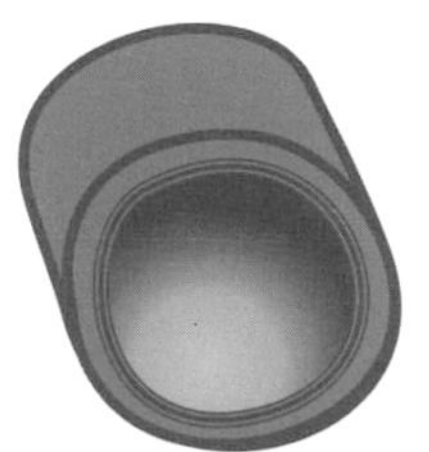

正常血管。

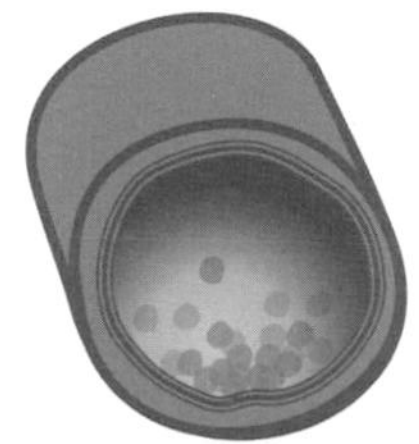

脂肪形成的堆積物或斑塊開始堆積。

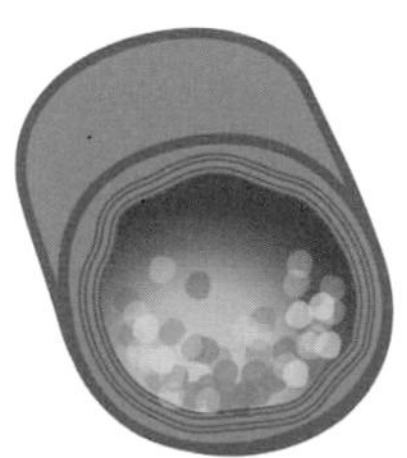

血管開始閉塞，但血液能足夠供應到心臟。

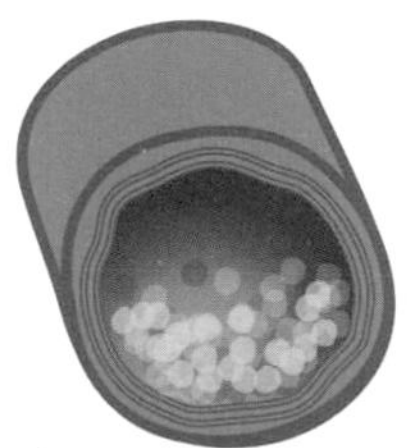

血管狹窄或堵塞，令心臟肌肉缺血堵死，即冠心病。

Dr. 葉的診療室

血管阻塞初期，病人會有什麼感覺？

A 大多數人只會注意心血管及腦中風問題，但下肢動脈阻塞，俗稱腳中風，卻是比較容易被忽略的疾病。因為動脈阻塞，末梢循環變差，手腳開始冰冷，雙腳溫度不一，患側表皮溫度會下降，傷口較難癒合，腳沒力甚至間歇性跛行。這時，身體會拼命想辦法把血液打到阻塞的末梢血管，心臟的負擔會更重。

當血管阻塞變嚴重，肌肉也會逐漸失去力量，大腦開始無法掌控身體反應，神經下了命令卻做不出該有的反應來，該動動不了，腳麻沒辦法走，到後來循環變得更不好造成肌肉萎縮，甚至局部有些皮膚、潰瘍，傷口很久都好不了，皮膚的顏色發生變化，沒有血色，甚至變紫、變黑，組織潰爛壞死。

心臟科門診的掛號動輒上百人，病人往往沒有時間接受適當的衛教，常認為吃藥是唯一解決問題的方法。其實他的問題沒有真正完全解決。所以，要重視運動，養成保健習慣，增強身體自癒的能力。

在30年的教學經驗中，我發現很多學員在日常生活中抱怨小腿疼痛的問題。有些人行走一段時間後，會感覺小腿脹痛，休息一會兒再走又好了；如果疼痛斷斷續續，而且越來越頻繁，能行走的時間越來越短，這種「行走中的跛腳」現象，要特別注意很可能有下肢動脈血管堵塞、或者靜脈栓塞的問題，也就是因為血管變狹窄，血液不易通過而產生的疼痛感。

這時，我一定會建議學員，儘快到醫院去做檢查，千萬不要忍痛運動，或以為運動了，這個症狀就會好轉。很多人都會忽略黃金診療期，而日後演變成不可逆轉的急性病變。

由此可知，你以為血管彈性變差、血液循環不好「沒什麼」，卻可能衍生出全身的健康問題。小從手腳冰冷，大到中風、心肌梗塞等，都可能是血管不健康引發的。不過，栓塞和很多慢性病情況是一樣的，靠的是日積月累，絕非一日形成。在還沒有症狀時，應該每天養成良好的運動保健習慣，維持血管的彈性及血液的暢通。

健康小教室 **引起重大疾病的血管栓塞**

脂肪堆積會使血管內壁增厚，血流通道變狹窄；少運動，身體失去彈性使得血管內膜變粗糙，惡上加惡，身體代謝廢濁物能力變差，血管更容易堵塞。

例如血液中的血小板等物質凝結附著在血管壁上，會形成塊狀的血栓阻塞血管；如果血塊隨血液移動到身體其他部位，就變成栓塞，都會阻礙血液正常流通，嚴重的話會使周圍組織缺氧壞死。

要是血管栓塞發生在心肌和腦動脈，會引起冠心病、腦中風等重大疾病；發生在肝腎等部位，就會影響肝腎功能：也可能發生在四肢血管，像是深層靜脈血栓，引起水腫或疼痛。

10幾年前，我發現學員中三高問題的人越來越多，竟然超過了3成。他們之所以來學氣功，都是因為試過其他運動，無法堅持，加上怕累沒體力。他們之中，很多人擔心自己沒有持續運動的天份，沒想到，練氣功後，卻能輕鬆堅持每天做。這是因為好的功法，讓人沒有負擔，不會當成功課，而是一種享受。身體習慣了每天保持暢通的感覺，會自我督促每天練功的。

Dr. 葉的診療室

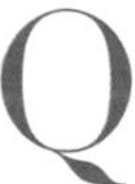

已經粥狀動脈硬化的人，吃藥除了清血管，也會改變血管彈性嗎？

A 目前動脈硬化的藥物，主要是抑制血脂肪吸收，讓血管壁上的脂質沉積變慢，使血管修復的速度快過沉積的速度，讓血管能恢復原有的彈性。

粥狀硬化會造成血管管徑縮小，血流阻抗增加，血壓會上升，導致高血壓。而透過藥物使血管擴張，阻抗下降，心臟把血液打入動脈時會比較通暢，血壓也會跟著下降。

很多人擔心一旦吃藥就要吃一輩子，或是怕有副作用，盡量能不吃就不吃，其實是不正確的觀念。如果病人在飲食、運動等行為沒有改變的狀況下，當然也只能繼續吃藥。吃藥對血管的幫助，還是遠超過藥物副作用，且也不是每個人都會出現副作用。抗血脂的藥物部分特殊體質的患者可能會出現橫紋肌溶解或肝臟功能異常的問題，每隔一段時間都必須抽血監測，如果不適合吃某一類藥物醫生也會換藥。

不過，我還是要特別強調，想減藥甚至斷藥，也是可能的。那就要積極在生活習慣上改變。從飲食、運動上下功夫。剛開始不建議做激烈運動，而是選擇緩和運動，例如氣功、太極拳，這些對血管放鬆更有幫助。

醫學小知識｜阻抗跟血管半徑4次方成反比。血管半徑只要減少一半，阻抗就會變成16倍之多。所以只要血管不堆積脂肪，內徑就會加寬，阻抗就會下降。

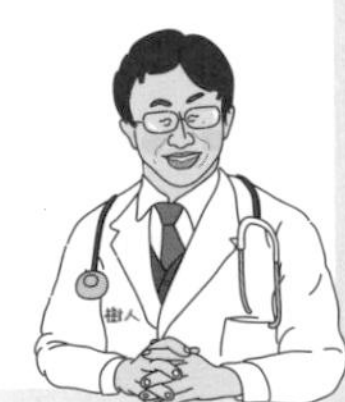

血管斑塊，分秒奪命

血液中的脂肪斑塊，會引起各種慢性疾病，也可能在幾分鐘內奪人性命。接下來，我們來認識一下，當人體血脂過高，特別是血中總膽固醇濃度越高，罹患心血管疾病的機率也越大，所以降低膽固醇，就能減少很多心血管疾病的發生。另外一個數值是三酸甘油酯，我們飲食後沒有消耗掉的熱量，會轉成三酸甘油酯存在體內，所以過高的三酸甘油酯，帶來了肥胖和動脈硬化的隱憂。

根據我每次上課前的身體健康狀況調查顯現，中年男子中有2成有高膽固醇問題。他們通常是公司的高階主管，平時開會頻率高，運動機會少，其中很多伴隨腰痠背痛等其他5種以上的身體不適症，多半覺得壓力大，生活緊張，而這樣的情況，每天練習暢通血管的氣功養生法就非常有必要，甚至可能救自己一命。

● 引起慢性病的血管斑塊

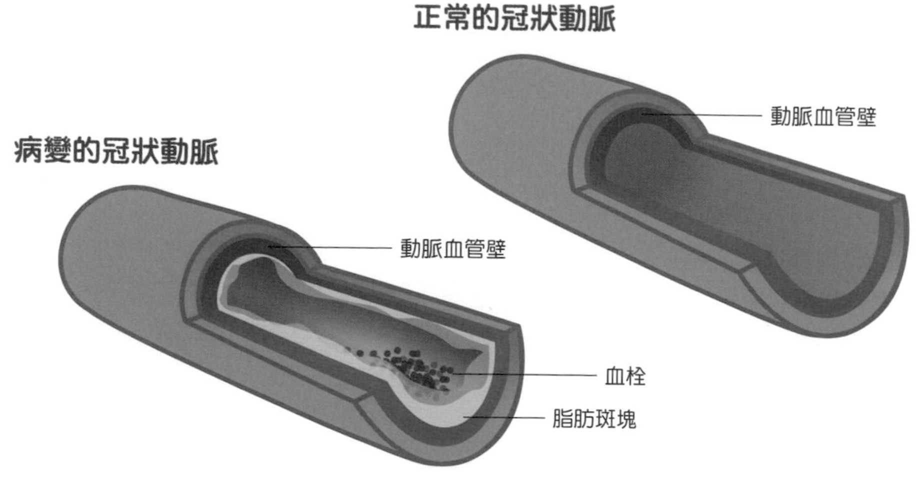

健康小教室 **膽固醇也有分好壞？！**

血管阻塞發生在腦部，會有中風的可能；發生在心臟，則會有心肌梗塞的風險。但是斑塊需要長時間形成，初期症狀不明顯，不易察覺，這正是最可怕的地方，預防之道可以透過抽血檢查高血脂症。

怎麼知道自己有沒有高血脂症呢？解讀數值之前要先知道，血液中的脂肪，主要有膽固醇和三酸甘油酯，驗血報告中，除了可以知道自己的總膽固醇外，還有高密度、低密度膽固醇、三酸甘油酯數值。

膽固醇必須跟脂蛋白結合，才能輸送到身體各處，低密度脂蛋白含有大量的膽固醇，體積小容易滲入血管壁形成粥樣硬化，造成血管堵塞，是壞的膽固醇；另一種高密度脂蛋白，含有很多磷脂及少量膽固醇，是好的膽固醇，還可將血液中過多的膽固醇運回肝臟代謝，有保護血管的作用，是人體需要的血管清道夫。

自救小測驗

4 步驟，高血脂症輕鬆快篩！

◎ **步驟 1**：看總膽固醇（TC）：正常值應低於 200mg/dL，超過 240 要特別注意。

◎ **步驟 2**：看低密度脂蛋白膽固醇（LDL）：正常值應低於 130mg/dL，數值愈低愈好，超過 160 要注意。

◎ **步驟 3**：看高密度脂蛋白膽固醇（HDL）：正常值應高於 40mg/dL，數值愈高愈好，低於 35 要注意。

◎ **步驟 4**：看三酸甘油酯（TG）：正常值應低於 150mg/dL 以下，50 歲以上在 190mg/dL 以下，超過 200 要注意。

血管鈣化，硬如水垢

除了膽固醇過高，血管鈣化也會造成血管硬化。很多心血管病患的血液膽固醇其實是正常的，卻因為血管鈣化，造成動脈壁變硬，失去應有的彈性，導致血管的收縮及舒張功能變差，造成心臟的負擔。你每天都有運動習慣嗎？是否只週末運動，還是能長年累月的堅持？為什麼你不愛運動呢？調查發現，上班族7成以上無法維持運動的主要原因，第一是因為沒有時間，第二就是沒有體力。不過，由疾病控制及預防中心（CDC）美國運動醫協會（ACSM）、美國心臟學會（AHA）及1996年美國外科醫師運動及健康整體報告等專家機構，都強調規律的運動與心血管健康，關係密切。總體來說，規律的運動習慣可以幫助維持血管彈性，減少血管鈣化的風險。本書中特別提到改善「微循環」的顫掌法，這樣每天的運動保健，對於改善血管硬化、鈣化等問題，有非常大的幫助。

水管用久了都會有堆積物堵塞，就好像水垢一樣變厚變硬。血液中的鈣化物也容易附著在血管壁上，這會使膽固醇更容易沉積在血管裡，加重原本就有的血管硬化問題，心血管疾病發病率和病死率都會升高。失去彈性的血管，血液的循環和供氧都變差，會增加血管阻塞、硬化、斑塊脫落的風險。要預防血管的硬化、狹窄與栓塞，最重要的是避免高血壓、高血糖、高血脂、肥胖和菸酒等危險因子，所以在飲食上，要注意不要吃的太鹹、太甜和太油；再加上每天規律的氣功養生來保養血管。

特別注意的是，**我提倡的是不僅「每天」都要做調養，而且要每小時站起來顫掌3分鐘，維持血管彈性好**，而不是週末養生或者偶爾運動。這個觀點非常重要，因為每小時顫掌3分鐘訓練一下，血管才能在規律伸展下，維持良好的彈性和暢通；偶爾或週末運動，雖然也達到了運動的成效，但因為不是每天均勻分布，沒有對血管進行規律性的訓練，對於血管彈性和暢通的效果，確實不如天天堅持運動來的好。

練功一年，三高正常了！

氣功學員——黃先生

健康是1，其他是0，若沒有1當領頭的，其他所追求的都將是空的。在練功前，本來背部一塊灰黑色的乾癬，天氣一變就奇癢無比，必須用凡士林保養，皮膚科醫生說：「你這不會好了。」才練和氣舒壓法一個多月就消失，老師說因為我體內的濕氣、寒氣排除了，就這麼簡單。

在這1年左右的時間，我透過公司體檢，作為練功的前後對照。練功1年，飯前血糖從112降到92。三酸甘油酯從171降到133，甚至比前年的數據還好，非但總膽固醇下降，低密度膽固醇（評估心血管堵塞的參考數據），也從151降到135。體重雖然才減3～4公斤，腰圍卻從98縮小到91公分，練氣功的效果，數字會說話。

體內埋伏的隱形炸彈

爆血管！非死即重傷

主動脈疾病、主動脈瘤等是埋伏體內的隱形炸彈，一不小心都可能讓人陷於生死瞬間。

血管保健，遠離風險

生命很脆弱，血管是人體最重要的養分通道，哪怕就一條大血管阻塞了，破裂了，都會陷人於生死一瞬間。

不要以為，沒有好好保養血管，只是一些慢性病擾人而已；很多突發性的血管意外，其實都來自忽略和缺乏養生之道。衷心期待閱讀此書的讀者，能夠因為我在書中的提醒和建議，開始重視循環保健，而讓自己遠離任何血管病變的風險。

很多學員上課時會問我，如果急性心腦血管問題發生了，這時練氣功有用嗎？我的回答是：趕緊就醫。氣功養生效果在於預防和保養，急症發生時，醫療才是最有效的搶救之道。以下舉例的幾種病症，都是風險極高的身體炸彈。

脆弱血管，主動脈疾病要人命

以動脈瘤為例，是指血管超過正常管徑的1.5倍，又以腹主動脈瘤最常見。

主動脈是從心臟延伸出來的最大血管，在胸腔有升主動脈、主動脈弓、與降主動脈經過；降主動脈進入橫膈下方腹部後，稱為腹主動脈，並有分支到腹部各器官；最後分成兩支髂動脈進入兩腿。

● 體內主動脈圖

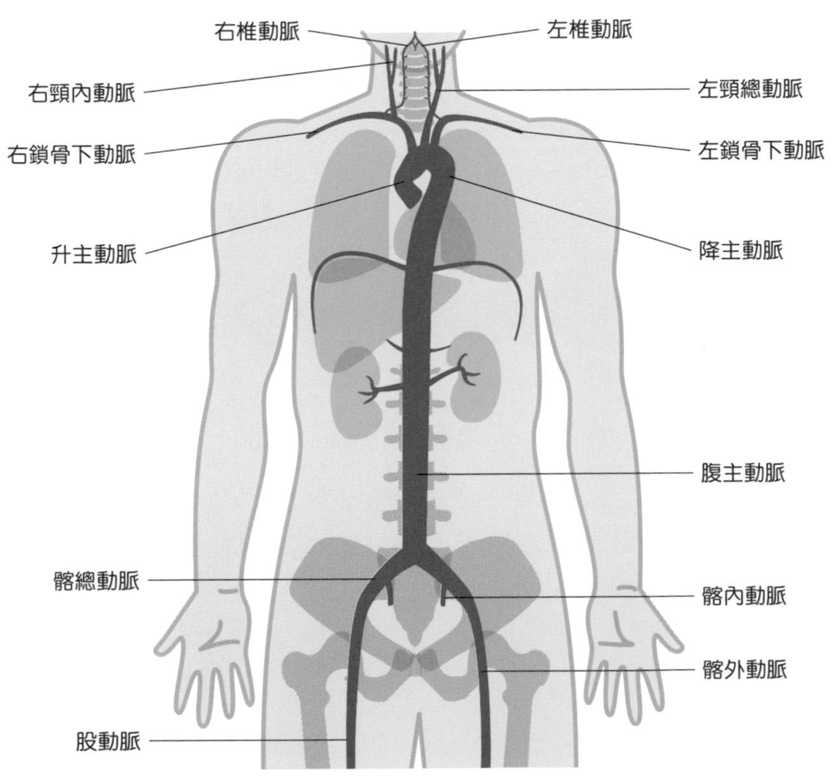

主動脈瘤，需要立即就醫的致命血管病

主動脈瘤常發生在主動脈壁較脆弱的地方，血管失去彈性和支撐力，加上長期血壓過高，血管膨大鼓出一塊，看起來就像是腫瘤。

值得注意的是，主動脈瘤大多沒有症狀，很多患者都是在主動脈瘤大到壓迫腹內器官才有症狀產生。而動脈瘤越大，表示動脈壁被撐得越薄，破裂風險就越大，臨床上，主動脈瘤破裂的死亡率超過一半。

主動脈剝離的致死率更高。一開始是主動脈血管壁最內層撕裂，管腔剝離為二，血液除了流經原本的「真腔」，還會流入剝離層的「假腔」，而假腔只靠薄薄一層的血管外層支撐，很有可能造成主動脈破裂。

跟動脈瘤不同的是，主動脈剝離會產生劇烈的疼痛，如果胸口突然有尖銳的撕裂痛，甚至痛感擴及背後、手臂、肩膀、頸部等部位，且持續疼痛超過10分鐘以上，很可能是主動脈剝離的症狀。

特別是在心臟出口部分的升主動脈剝離，因為承受巨大的血流衝擊力，隨時可能發生血管破裂的危險，是需要立即開胸手術的急症，若是延誤診治，兩天內死亡的風險達50%，一周內死亡的風險高達90%！

再次強調，發生這些急性病變時，練氣功還可以嗎？我的回答非常重要：應該立即就醫。**氣功是平時保健養生最重要的步驟，但急性症狀已經明顯時，要立即就醫不要耽擱**。我在全世界推廣氣功30幾年，就是希望灌輸大家「預防勝於治療」的觀點。在疾病未形成前多下功夫，才能有效預防急性病變炸彈的引爆。

Dr. 葉的診療室

Q 若檢查發現主動脈堵塞較嚴重，醫生建議動手術，病人卻想先從飲食運動做改變，這樣逆轉的可能性高不高？

A 病人的飲食運動本來就要注意，逆轉的可能性一定會有，但絕不會短時間就能改善，如果今天選擇不手術，只用飲食及運動來改變阻塞的主動脈，這樣會有很高的風險會發生嚴重的合併症。

例如有主動脈剝離、甚至是因為主動脈剝離直接壓迫到冠狀動脈，是十分危險容易猝死的，需要儘快開刀治療。如果是慢性剝離，情況雖沒有這麼緊急，但也要考慮到血管堵塞面積大到一定程度，突然合併急性動脈剝離的風險也很高。

所以，血管堵塞到了一定程度，還是先手術，不要心存僥倖。很少人一聽到要開刀就馬上接受，所以如果有疑慮，建議多請教幾個醫生，如果診斷跟治療建議都差不多，就應該接受手術的必須性，這樣病患的心裡也會比較踏實。

當然，術後動脈不能堵塞，一定要在運動和飲食上下功夫了。尤其很多患者不能做激烈運動了，但千萬不能因為這樣給自己找藉口不運動。你可以透過練氣功，柔緩的運動都能做，且要持續做，不然過幾年，同樣的症狀會再發生。

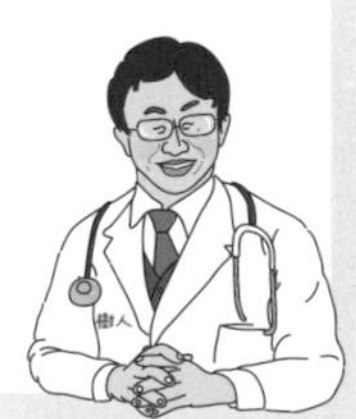

氣學觀點看血管，脆弱3種體質

從氣學養生觀點來看，血管脆弱容易出現在3種體質上面：

第1種是腎氣不足的人，心臟跳動較無力，常感到疲累，血管脆弱沒有彈性，容易發生在年紀較大、常熬夜或生產後的人身上，這種人最需要的是補元氣。

第2種是氣血兩虛的人，身上的元氣和津液都不足，常常會覺得心跳很快、心律不整，常冒汗、失眠或手腳冰冷，或是隨便一動就滿身大汗的體質，這種人心臟血管也會比較脆弱，需要滋陰補氣來調理身體。

第3種屬於心脾血虛的人，因為心血和脾血不足，常有頭暈目眩、心悸、失眠、手腳麻、月經不調等症狀，最需要補血養心來改善體質。

我們都知道，一個人的體質不佳，多來自不健康的生活和飲食習慣，會加速血管老化。在這裡，我不再老生常談生活作息正常、飲食清淡、規律運動這些常見觀點，我相信，大家都已經知道他們的重要性。之所以，你還是不健康，只是因為沒有找到對的方法而已。

所以，這本書中，我要教大家的是可以每天執行的方法，無論你是上班族、在家、渡假，甚至忙到完全拿不出運動時間，也可以坐在椅子上，站在座位前，甚至在看電視、等車時，都可以利用3分鐘維護自己的血管健康。

Dr. 葉的診療室

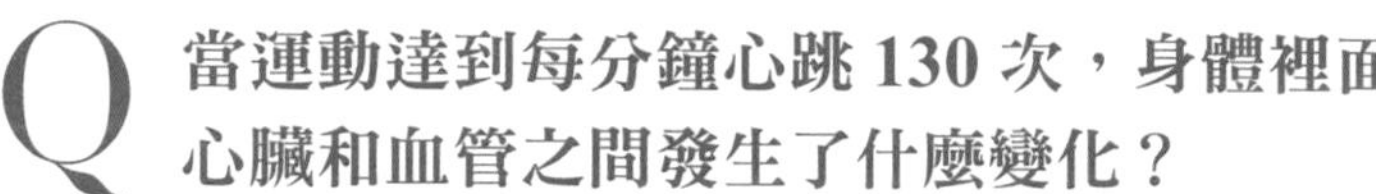

Q 當運動達到每分鐘心跳 130 次，身體裡面心臟和血管之間發生了什麼變化？

A 以一個人正常心跳每分鐘 6、70 下來說，當心跳 130 下表示心跳增加了 2 倍。此外，我們在運動時，會興奮交感神經，同時也使周邊肌肉血管的阻抗下降，每次心臟收縮打出的血量也會增加，所以估算心臟供血總量至少會有 2 倍以上增加的效果。

血量增加會對血管壁產生一定的壓力，血液被心臟擠進血管，血管壁會被撐開，理論上硬化的血管，當它還保有部分彈性的情況下，對血液灌流一定會有幫助的。但要注意，因為血管壁被擠壓導致血壓上升的情形不能太嚴重。

顫掌運動時，即便心跳數上升到 120 下左右，因為是柔緩運動，運動強度中等，對血壓的影響很輕微，且還有額外的氣功效益，身體達到了放鬆運動的效果。

醫學小知識｜心臟供血總量（cardiac output）＝心跳次數（heart rate）×心搏出血量（stroke volume）

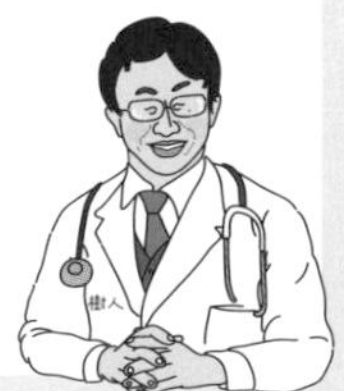

練功讓我不「心痛」

氣功學員——劉先生

我患有慢性蕁麻疹、甲狀腺亢進，一天最多要吃7顆抗組織胺，吃到昏沉想睡，卻不能停藥。後來，改看中醫，一天得吃45粒中藥丸，10個月下來，撇開可觀的藥費不談，醫生還說要增加劑量，我已經是既害怕又噁心了。

先前心臟不時會有刺痛感，醫生叫我多運動，於是我游泳、跑步、還做鐵人三項，心臟的刺痛卻沒改善。我仍記得剛學完鬆肩功，勞宮穴隱隱作痛，老師一聽我的狀況，馬上就說：「你這是心臟的問題。」於是我遵從師命，密集地練了20天，之後爬樓梯，心臟完全沒有異樣，太神奇了。

作為台積電的中階主管，在學了和氣舒壓和蓮花養心之後，每天工作都有好心情，效率明顯提升，與同事也相處融洽。因著心情緩解，睡眠也跟著好轉了。平時我時間不足，也會按照老師所說的，挑選1～2個招式來做，怎麼知道要練哪幾個招式呢？我全部交給身體的感覺去決定。如同白雁老師所說，身體想練什麼，就表示自己缺少什麼。身體是自主的，它會發出需求，我們將氣血與經絡理好，自然會越來越健康。

失眠、熬夜傷陽氣

觀顏知心，提防小病變

失眠、多夢、易醒等，可能導致心臟休息不足造成的惡性循環；從氣學養生的角度，失眠熬夜對心、肝、脾、腎都是大傷；透過氣功，讓你睡眠變好，整個人煥然一新！

睡不好，小心血管開始老化

壓力是健康血管的殺手，失眠是壓力的一種外在表現。長期失眠的人，容易出現暈眩、肩頸痠痛、手腳痠麻，就要特別小心血管硬化，甚至失智症也會上身。特別是血管硬化後，血流量也會漸漸減少，哪邊供血減少，哪邊就會不舒服。

例如肩頸的血液循環不好，就會感覺僵硬痠痛；若是靜脈血流受阻，下肢循環就會不好，會有腳麻、腳脹痛的情況；或因為眼睛和耳朵等器官的小血管供血不好，導致出現視力模糊、暈眩、耳鳴；甚至發生在腦部血管，會有記憶不好、忘東忘西，久而久之還可能出現失智現象。

你會失眠、多夢、易醒、尿頻嗎？如果你發現最近開始睡不好，就要小心血管老化開始了，而這些心臟休息不好造成的惡性循環，會把你捲入慢性病的漩渦中。

健康小教室 **睡眠，讓心臟獲得適度休息！**

睡眠，是心臟休息的一個區間。每個人從頭到腳都需要血液的供應，這個重責大任有賴我們的心臟，每分鐘將5000毫升左右的血液打到全身才能完成。換算下來，一天會有750萬毫升，相當於7噸的血液供應到全身，可見心臟的工作負荷相當龐大。

一般到了晚上，隨著人們的睡眠，睡眠時的心跳每分鐘會從60～80次，減低到約40～50次，心臟也可以獲得休息。善待這個為我們賣命的重要器官，每天至少給予它8小時高質量的睡眠時間。

按照書中所教授的功法來做，我的學員9成反應睡眠品質改善非常多。這也是讓心臟休養重要的條件之一。

熬夜陽氣傷，人體虛

生氣、緊張、壓力大、常熬夜，這些都慢慢傷害血管和循環。比起失眠，經常熬夜更是傷身，血管持續收縮無法休息，身體長期處於燥熱上火狀態，動脈內膜容易增厚變窄、血流不暢、循環不好，罹患心腦血管疾病風險大增。

很多人因為熬夜、緊張、工作壓力大，血管收縮和舒張不了，血壓就會升高，所以，熬夜後測量血壓一定變高。長期處於緊張狀態，高血壓會損傷血管，導致動脈硬化；而動脈硬化的血管失去彈性，使得舒張功能變差，這樣也會導致血壓變高，反覆惡性循環下，良性的血管循環就會被葬送掉。

輕微的血液循環不好，一開始可能只是感到暈眩，眼睛看不清楚。更嚴重的話，耳朵中風，耳朵聽不到；眼睛中風，眼睛看不見；甚至有些人不知道腦袋裡有動脈瘤存在，遇到大的壓力或事件，病人感到頭暈或頭痛後突然倒下，血管破裂就造成腦溢血。

且很多腎虛的人都是熬夜造成的，熬夜對腎氣損傷最大。夜晚是全身血液回臟腑休息過濾的時候，陽氣要收回體內，這時如果還醒著，即使是躺在床上沒有做任何事，元神陽氣都不能收回去，於是就會繼續耗損、透支元氣，久而久之，身體就越來越虛。

健康小教室 **要注意以下心臟病前兆！**

◎心慌

正常人每分鐘心跳 60 ～ 100 次，超出正常範圍的心跳過快或過慢，會有心慌的感覺，也就是臨床上說的心悸。除了因為喝咖啡或者大量飲酒後引起短暫的心跳加快外，如果出現短時間心慌的感覺，就要有所警覺。

高血壓患者在初期，頭暈的感覺並不明顯，但是可能會有心跳加快的情況出現；早期冠心病的患者、有些嚴重的心臟病或心肌病變，也會出現心慌的感覺，保險起見，最好能到醫院檢查，並且留意有沒有其他問題出現。

◎疼痛

除了心慌，有些人會感到胸悶或是胸痛，甚至有人將上腹部疼痛，誤以為是胃痛，實際上卻是心絞痛。還有人下頜牙痛，牙科檢查卻沒什麼問題，這種牙痛有時候伴隨胸痛的發生，都需要加以警惕。

觀顏知心，提防小細節

從氣學養生的角度，失眠熬夜對心、肝、脾、腎都是大傷。首先，可以觀察自己的手指，如果小手指有彎曲變形，或是僵硬會痛、紅腫、長濕疹等情況，有可能是心血管問題的先兆。另外，突然的耳鳴，也有可能是腎虛或心氣不足的表現。

心臟不好的人，還有氣血循環不良的人，注意午時11～1點不要在外面曬太陽；不要生氣，盡量保持心情平靜。有高血壓或心臟病的人，最好是利用中午午休或是練個安神降氣的顫掌法（夏天除外），這時如果練功，我們就稱為「子午功」，對心臟很有幫助。

本書章節中很多觀念，都是中醫從氣血的角度來觀察，不是單指心臟這個器官，或是血管這個功能，而是整體討論全身氣血循環的問題。不過「循環」是一個很抽象的概念，正常與否很難用儀器或者驗血檢查出來。所以，學習從日常生活小細節來認識自己的身體，可以有效預防及提早發現疾病。

健康小教室 氣色與身體狀態有極大關係

黃帝內經上則提到：「心之合脈也，其容色也，其主腎也。」意思就是說，心臟的問題會顯現在臉上。比如：這個人一緊張就臉色脹紅，表示心氣較虛；但如果一個人臉色長期紅通通，特別是中午以後到下午 3 點特別紅且脹，從氣血的角度來看，就有可能是心臟血管循環出了問題。

另外，兩眉之間的區塊也很重要，也就是古代相命學非常重視的印堂，是元氣外現最先表現出來的地方。如果印堂發亮、飽滿、沒有皺摺，表示這個人氣足、心寬，而且運氣順；反之，如果印堂灰暗，有皺眉頭留下的痕跡，且扁扁塌塌的，就表示氣血不足，循環不良，且心情鬱悶，體力不夠，就是想做大事業恐怕也心有餘而力不足，當然就會運氣不順，破財倒楣了。

如果印堂突然發紅要特別小心，很可能有心血管的循環問題，而且通常屬於勞心勞肺，體力透支的形態。所以，要注意印堂發紅時，不要有衝動行為，也不要去做激烈運動，如跑步、游泳、爬山、騎腳踏車等，以免有突發性心血管的病變。

顫掌後，睡眠好、品質佳

氣功學員——蔡小姐

氣功對身體有幫助，這是我願意這麼勤奮，每個週末從花蓮大老遠來台北上課的原因。

我認為身上沒有什麼重症，除了我有胃食道逆流，晚上只能坐著睡覺；從前開過刀，拿掉子宮與膽；另外，高血壓的情況也很嚴重，約 190 左右；我還得過蕁麻疹，住院 1 個月；我也重度失眠，每天只能睡 2 小時。雖然我的毛病不像重大疾病要面臨大苦大難，卻也讓我不舒服到「快掛了」！

上過和氣舒壓法後，轉機就發生了。我要特別與大家分享「周天顫掌」，讓我從每晚無法入睡，變成現在睡得很好。原本的我幾乎都不流汗，勤練周天顫掌後居然會冒汗了！我才明白，氣路順了，汗也跟著通了。

我的個性也因為接觸氣功而改變。從小，我就覺得沒什麼值得我開心的事情。所以我不怎麼笑。但練功之後，「微笑」反而成了我給人的印象！最近一次的作文課，我讓同學們寫「我的老師」。學生描述的我，竟然是「和藹可親」、「掛著笑容」，以前的學生可是會用「不苟言笑、少惹為妙」來形容我呢。練功讓我的形象為之一變，成為快樂的老師了。

身體幾歲，血管老實說

循環小測驗：人未老，血管先老

看起來好年輕就真的年輕嗎？關鍵在體年齡，讓我們一起來做個小測驗，了解自己身體的實際年齡吧！

你的身體幾歲了？

「你看起來好年輕喔！」這句話人人愛聽，但年輕的外表下，你身體的血管老了嗎？

血液循環好不好，最容易觀察的地方就是人體末梢，例如手腳容易麻木和抽筋，是循環不暢通的最初期症狀。特別是在腿部，很多人在久站、久坐，或是過度活動之後，容易感到腳好重、好麻、好痠、好痛。

進一步觀察小腿，如果一個人的動脈阻塞了，小腿會顯得比較瘦，這是因為血液循環不好，養分到不了，下肢會像營養不良那樣長的瘦小。如果小腿比較腫脹也不對勁，通常會有靜脈阻塞的問題，因為末梢得不到充足的氧氣，長期還會變成瘀積性皮膚炎，皮膚像橘子皮，顏色變青紫黑，有嚴重的色素沉積。

所以老祖宗總說，人老腿先老，腳是人體的第二顆心臟，心臟有沒有力，循環好不好，看腿腳就知道。由此也看的出來，臟腑、血管與末梢的連帶關係密切，末梢循環不只決定了你的血管年齡，也顯現出你身體的真實年齡。

瞭解自己的身體年齡

看看你的實際年齡，是不是等於身體年齡呢？很多人就算外表看起來還算年輕，內心深處那些無力、疲倦、痠痛、僵硬感覺，卻時時刻刻提醒自己，身體的循環能力開始老化了。以下的小測驗，讓你更瞭解身體的4種年齡表現。讓我們一起來揭示身體的實際年齡吧！

● 遊戲規則 Rules！

首先，先來完成以下的一個測驗題。請你在4個年齡指標後的「你覺得呢？」部分，填寫你對於自己年齡的判斷。

然後做以下的「5個身體年齡測驗」，利用幾個最簡單的方式去檢視出老化的指標，最後根據分數評比，在「身體年齡」這一欄填上測驗出來的年齡。對照一下，實際年齡和測驗出的身體年齡相符嗎？

4種年齡	你覺得呢？	什麼意思呢？
Step1 實際年齡	______ 歲	你身份證上的年齡
Step2 外表年齡	______ 歲	當你自己對著鏡子照時所看到的身材、皮膚、精氣神，你覺得自己像幾歲？或者是經常聽外人說你像幾歲的人呢？
Step3 器官年齡	______ 歲	你自認身體內在器官是什麼年齡？你的健康檢查報告給你的感覺你是什麼年齡？你覺得自己夠健康嗎？請大膽給自己一個年齡吧！
Step4 思想年齡	______ 歲	你還經常有戀愛的感覺嗎？你還會看卡通片嗎？你上次去動物園（不是為了陪小朋友）是什麼時候？你多久沒有蹦蹦跳跳走在街上了？大膽的給自己一個年齡吧！

Step5 接下來，你需要站起來，用以下的方法測驗，然後把分數加總起來，再用分數對照表比對，就能清楚知道你的身體年齡跟實際年齡有多大的認知差別了。

Step6 身體年齡	______ 歲	請把下面「5個身體年齡測驗」的結果填上，並和上述的4種年齡做比較。

5個身體年齡測驗 Go！

【測驗一】Circulation Test

你的「頸循環」老化了嗎？

作法：先將兩手十指交叉，手掌心朝上，手臂伸直緊貼住頭兩側。看看手臂是否能緊緊的夾住耳朵？

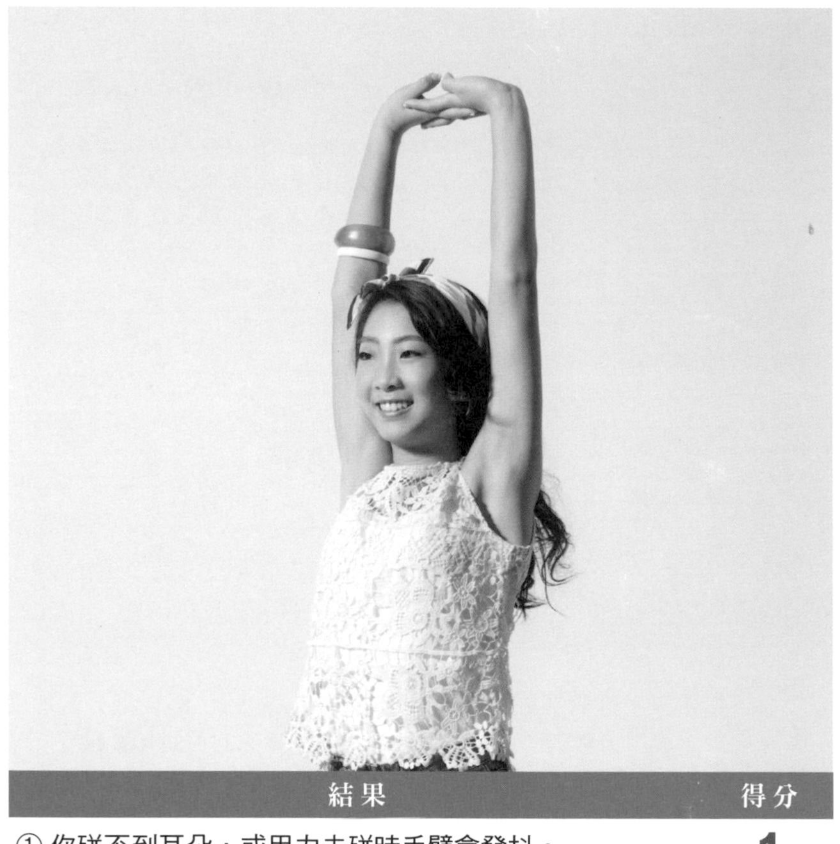

結果	得分
① 你碰不到耳朵，或用力去碰時手臂會發抖。	1
② 你碰得到耳朵，但覺得肩膀很痠、很緊。	2
③ 你可以緊緊夾住耳朵。	3

【測驗二】**Energy Test**

你的「腰循環」老化了嗎？

作法： 先將兩手十指交叉，身體和手臂向前向下彎腰，腿伸直並腳併攏，然後用手掌心去碰觸地面。

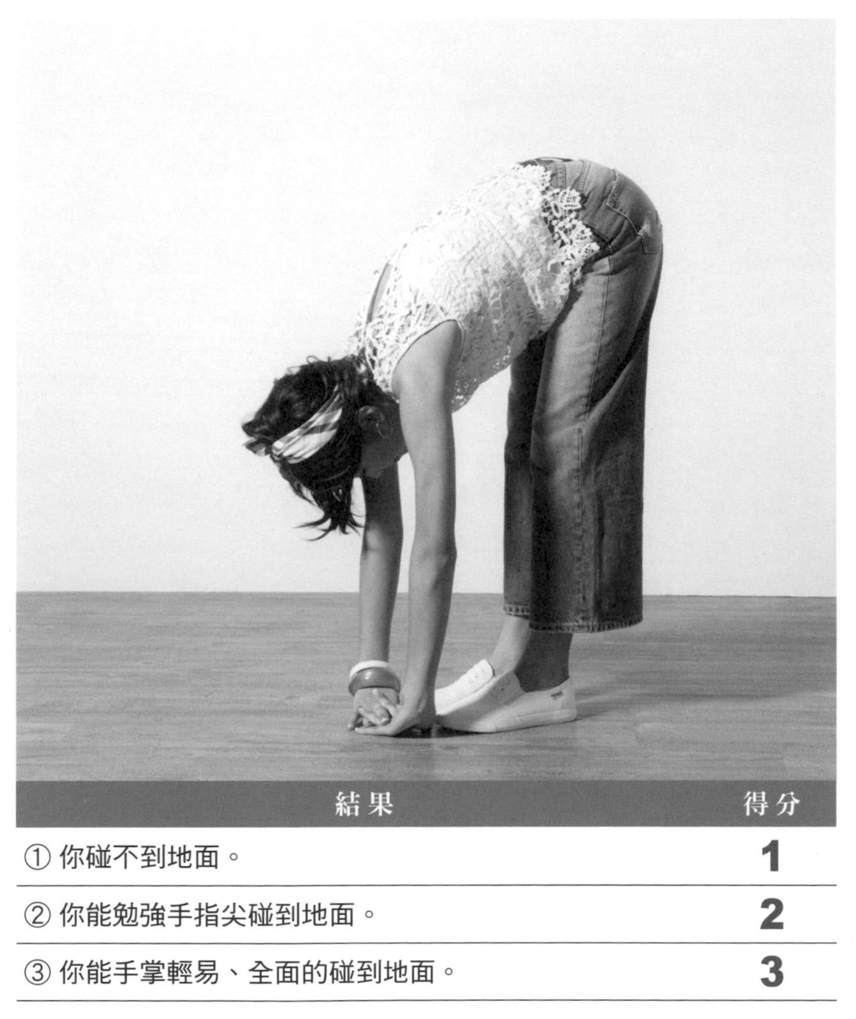

結果	得分
① 你碰不到地面。	**1**
② 你能勉強手指尖碰到地面。	**2**
③ 你能手掌輕易、全面的碰到地面。	**3**

【測驗三】**Relaxation Test**

你的「肩循環」老化了嗎？

作法： 雙手在背後合十。手掌相對，手指尖朝上。

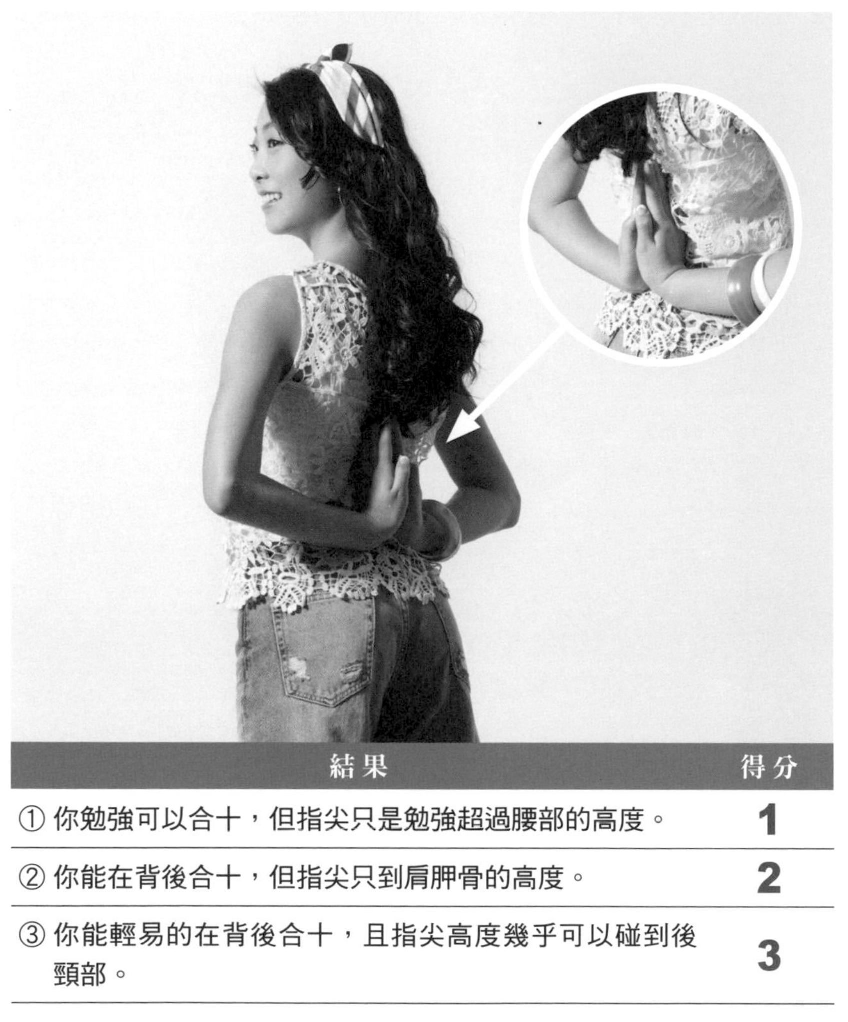

結果	得分
① 你勉強可以合十，但指尖只是勉強超過腰部的高度。	**1**
② 你能在背後合十，但指尖只到肩胛骨的高度。	**2**
③ 你能輕易的在背後合十，且指尖高度幾乎可以碰到後頸部。	**3**

【測驗四】**Strength Test**

你的「腿循環」老化了嗎？

作法：

1. 以蹲馬步的方式站好。兩腳和肩膀同寬，慢慢下坐。
2. 小腹和大腿要呈90度角，大腿與小腿要呈90度角。
3. 蹲馬步至少3分鐘。

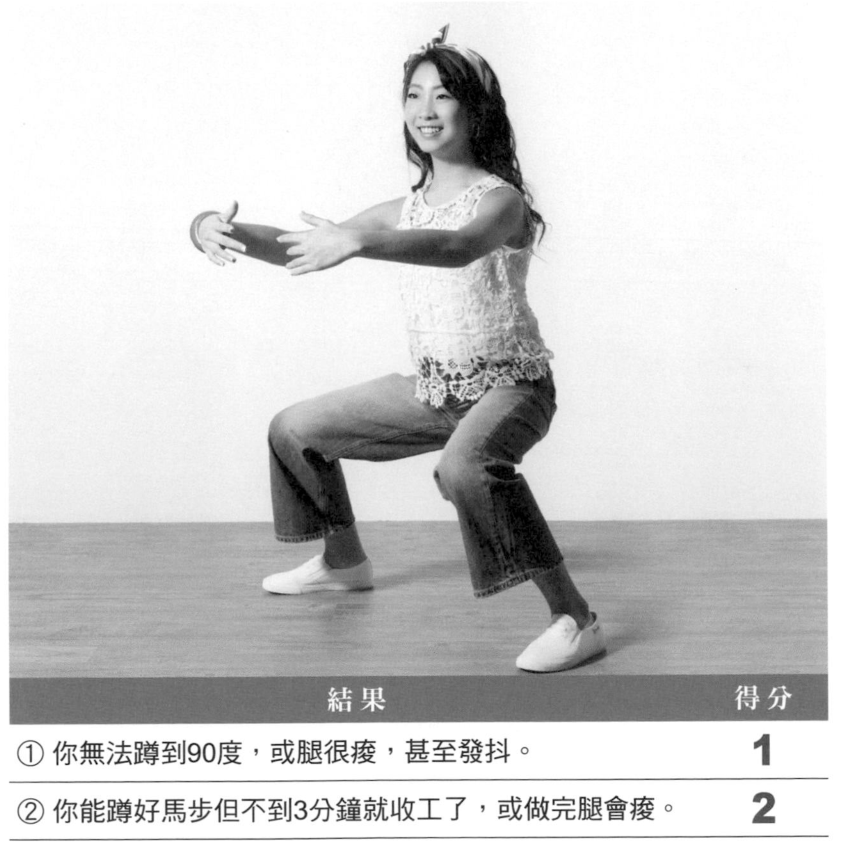

結果	得分
① 你無法蹲到90度，或腿很痠，甚至發抖。	1
② 你能蹲好馬步但不到3分鐘就收工了，或做完腿會痠。	2
③ 你能嚴格按照標準動作做，且超過3分鐘腿不痠。	3

【測驗五】Vitality Test

你的「臟腑循環」老化了嗎？

作法：

1. 腿併攏，腳跟、腳尖都併攏。
2. 慢慢下蹲後，用手抱住膝蓋，膝蓋也要併攏。
3. 讓自己的臀部碰觸到後腳跟，並坐在後腳跟上，腳跟要著地。

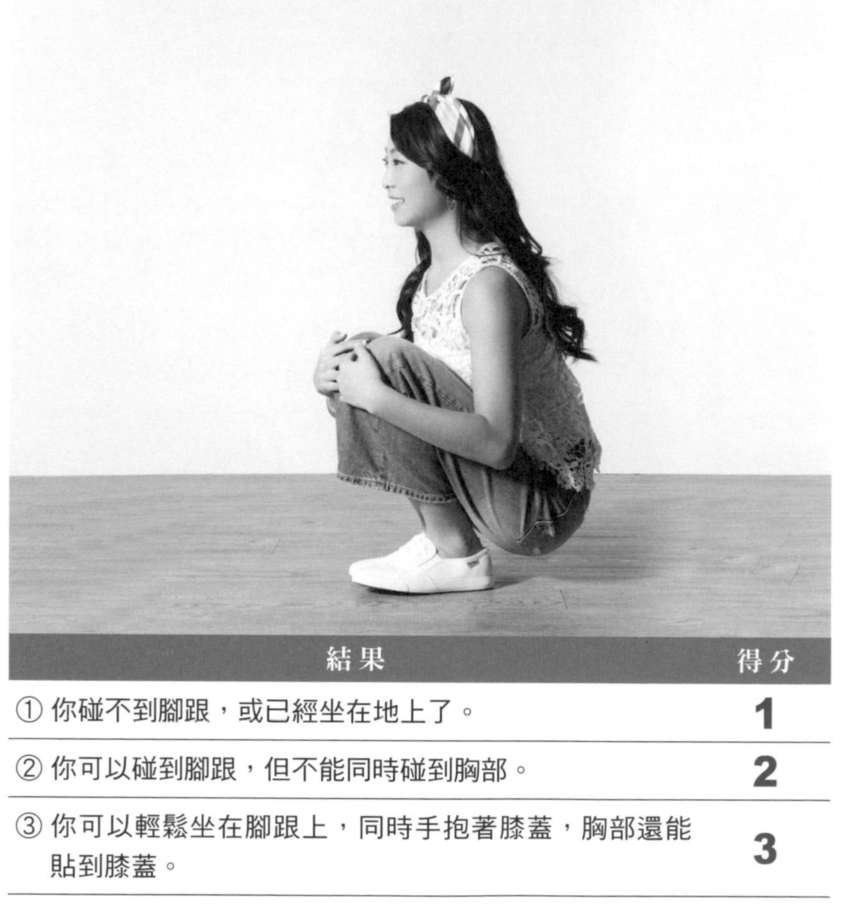

結果	得分
① 你碰不到腳跟，或已經坐在地上了。	1
② 你可以碰到腳跟，但不能同時碰到胸部。	2
③ 你可以輕鬆坐在腳跟上，同時手抱著膝蓋，胸部還能貼到膝蓋。	3

測驗結果

請把5個測驗的分數加起來吧！

測驗項目	分數	總分
1. 頸循環		
2. 肩循環		
3. 腰循環		
4. 腿循環		
5. 臟腑循環		

對照表

請將分數對應出自己的身體年齡！

13～15 分	身體年齡 20歲
10～12 分	身體年齡 40歲
9分以下	身體年齡 60歲

最終結果

實際年齡	V.S	身體年齡
________歲		________歲

小心！如果你的身體年齡比實際年齡高，那就要開始用氣功保養了喔！

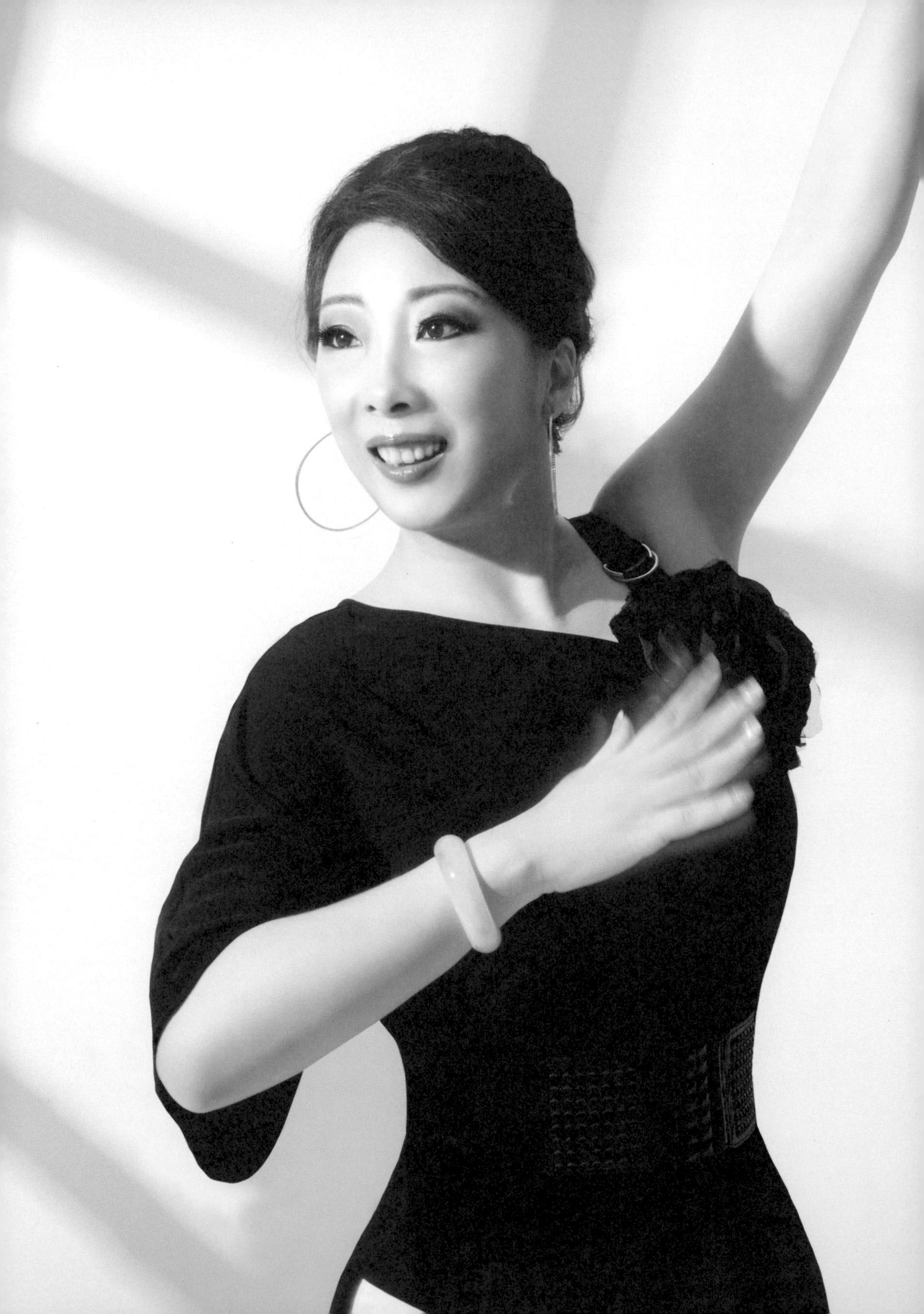

Chatpter

5

初學氣功，一次上手！

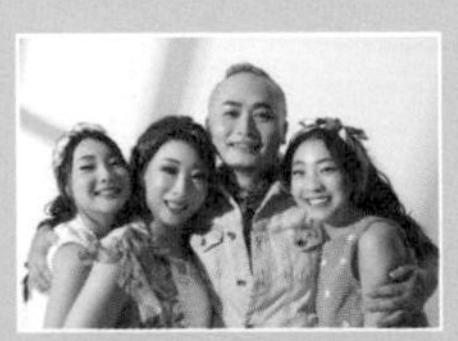

值得代代相傳的好功法

我的母親高雲大師在 50 年前開啟氣功海外教學的新里程。我 15 歲開始跟隨母親到全世界教課，從一個體弱多病又沒有自信心的孩子，到母親逐漸放手將事業交棒給我，德國到美國，澳洲到台灣，教了 50 多萬人，生了 4 個孩子，發揚氣功教學的使命讓我 30 年如 1 日的兢兢業業。

婚後因為有彥寬老師的支持，我們做到了把白雁氣功發揚光大。台灣、馬來西亞、香港、中國、新加坡的課程相繼成形，很感謝彥寬老師任勞任怨的付出，才能把功法無遠佛屆的傳出去。

藉這次出版的機會，我們攜同兩個女兒陳璐雅（Fiona 16 歲）和陳冠沂（Vienna 13 歲）一起示範顫掌功法，讓傳承正式進入第三代。姊妹兩人都從 4 歲開始學習氣功，從小跟著我們在課室服務，她們跟白雁家族所有的助教志工一樣，有著傳承中華養生文化的責任，要幫助更多人練功找回健康和幸福，讓這份遼闊深遠的愛，生生不息，傳下去。

暖身，運動前必要步驟

顫掌預備式

進行顫掌練習前，先學習預備式是有必要的，如同所有運動都需要有足夠的暖身，來預防運動傷害。

任何運動都需要充足的暖身，以防止突然動作加大而帶來運動傷害。在我教學30年的經驗中，發現氣功養生運動簡單易學，柔軟緩慢，最特別的是，幾乎零運動傷害，是現代少動族養生的一大福音。

在進行顫掌練習之前，先來學習預備式。以下7節預備式，是顫掌之前的暖身運動，可以有效鬆活人體9大微循環的關鍵部位，分別是：頸關節、指關節、腕關節、肩關節、腰關節、膝關節、踵關節、踝關節、趾關節。這些預備動作，可以改善微循環，強化氣血運行，是練功前必要的準備功課。

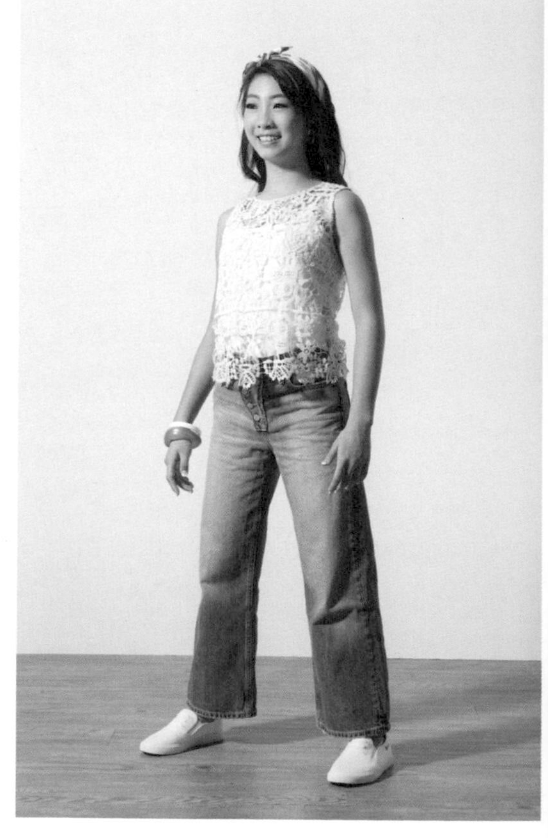

顫掌預備式

（此頁為整合招式，後頁會有詳細示範步驟）

【預備式】上半身

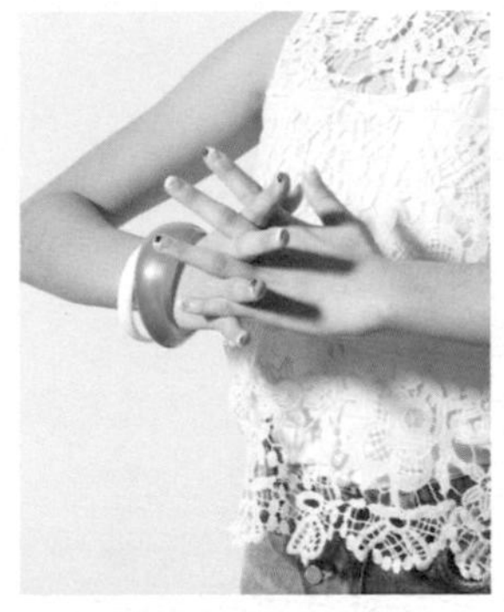

第1式→醒指式（P160）

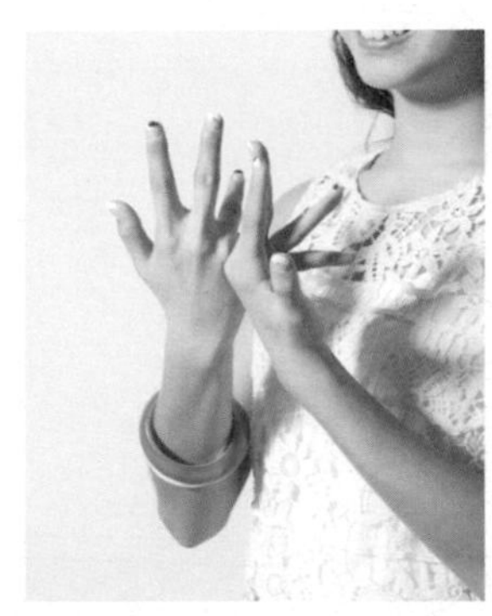

第2式→活腕式（P161）

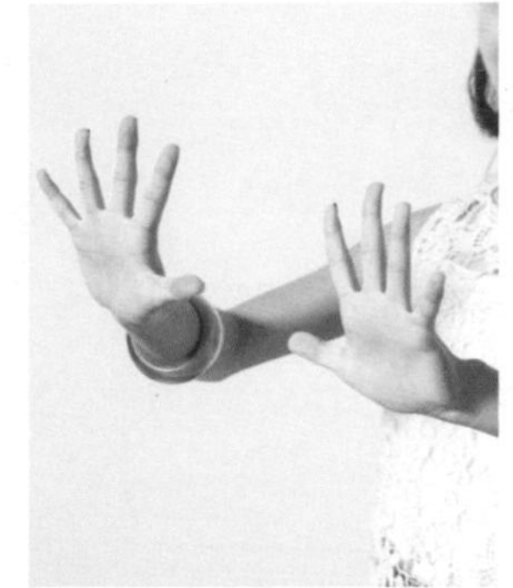

第3式→推手式（P162）

【預備式】下半身

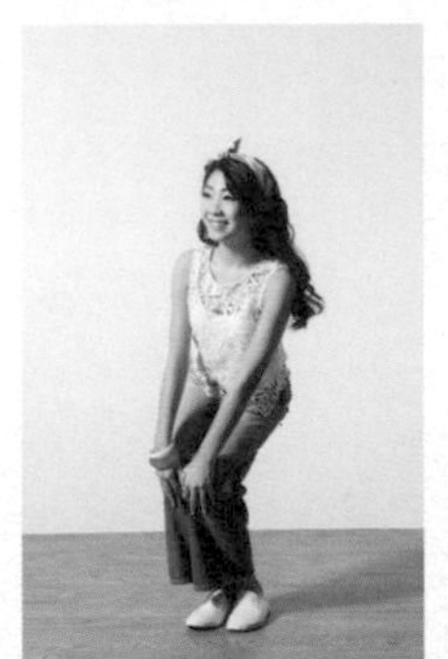

第4式→鬆膝式（P163）

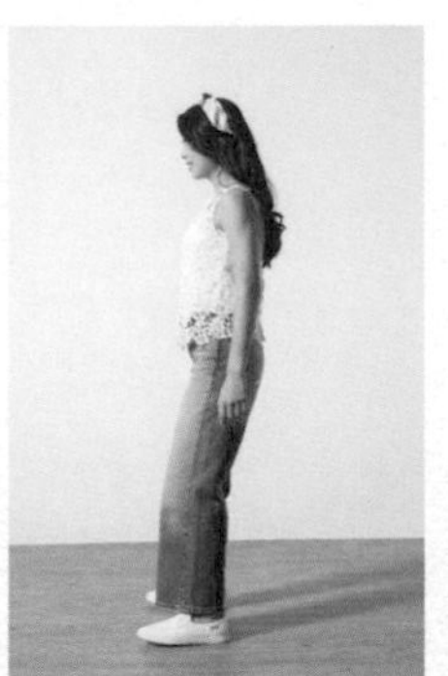

第5式→抓趾式（P164）

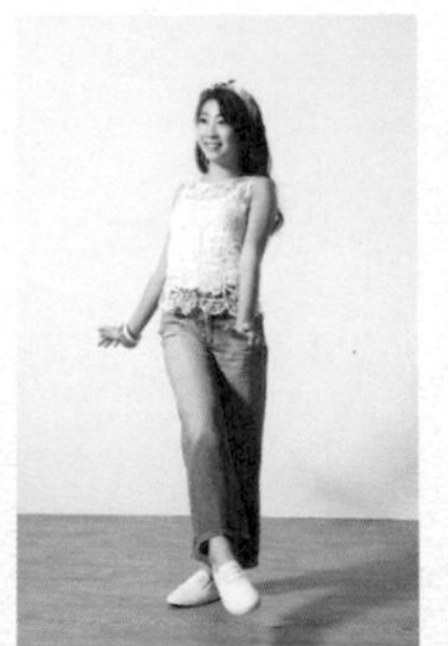

第6式→轉足式（P165）

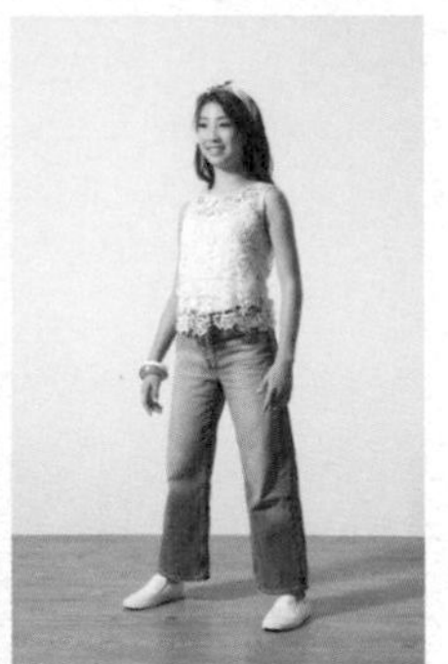

第7式→沉氣式（P166）

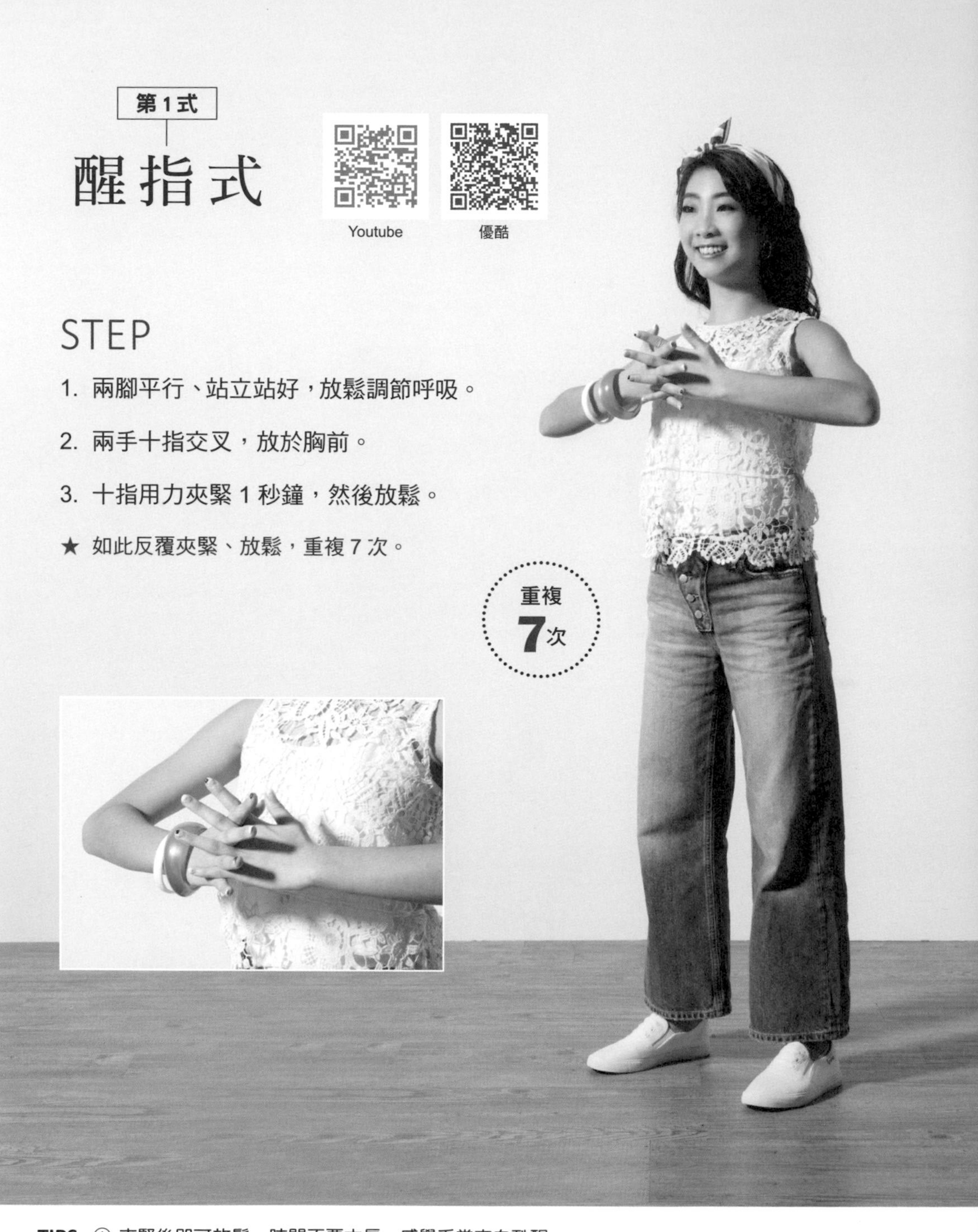

第1式

醒指式

Youtube　優酷

STEP

1. 兩腳平行、站立站好，放鬆調節呼吸。
2. 兩手十指交叉，放於胸前。
3. 十指用力夾緊 1 秒鐘，然後放鬆。

★ 如此反覆夾緊、放鬆，重複 7 次。

重複
7次

TIPS ① 夾緊後即可放鬆，時間不要太長，感覺手掌充血甦醒。
② 夾緊的幅度以不痛為原則，只要感覺手用力即可。

第2式

活腕式

Youtube

優酷

STEP

1. 兩腳維持平行、站立站好，接續上一式。
2. 兩手一起，從小指→無名指→中指→食指→大拇指逐一扇形狀向內握拳，同時手上抬，注意不要超過胸部高度。
3. 然後轉腕再從小指→無名指→中指→食指→大拇指逐一扇形向外將手張開，同時手從身體兩邊向下落。

★ 如此反覆活腕，重複 7 次。

TIPS

① 手部扇形向外時，轉手腕和開合手指要同步進行。
② 在身體前面起落幅度不用太大，以肩膀放鬆為原則。

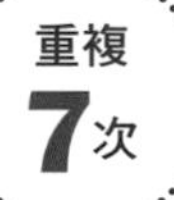

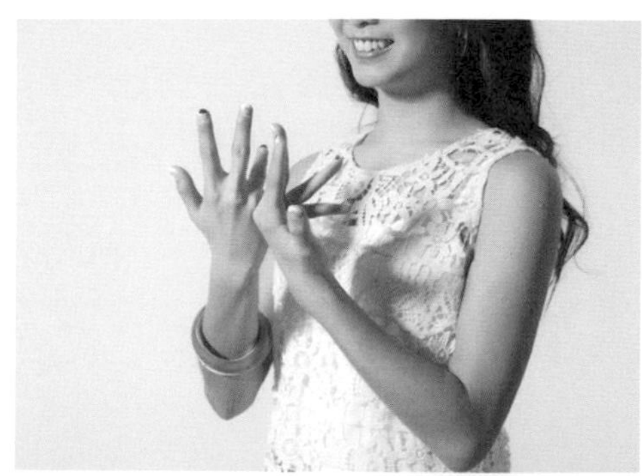

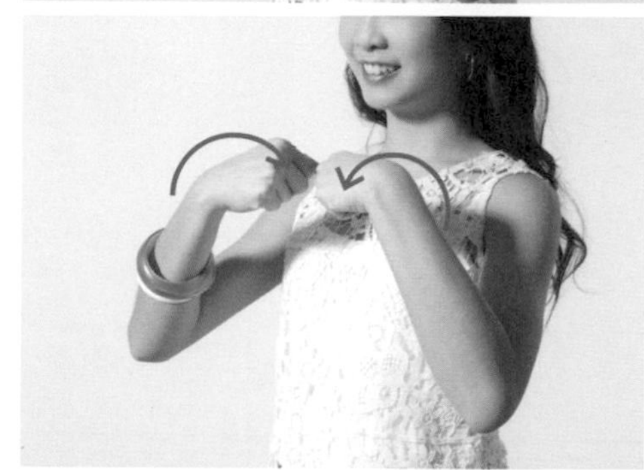

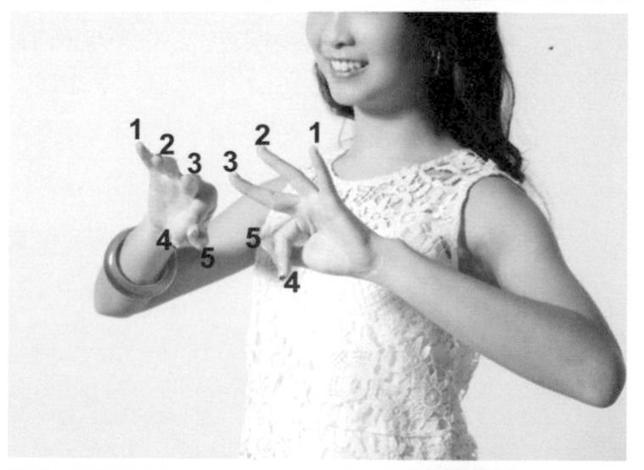

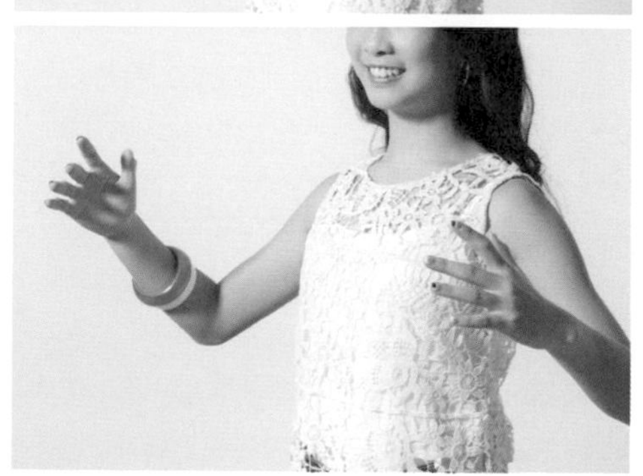

第5章
初學氣功，一次上手！

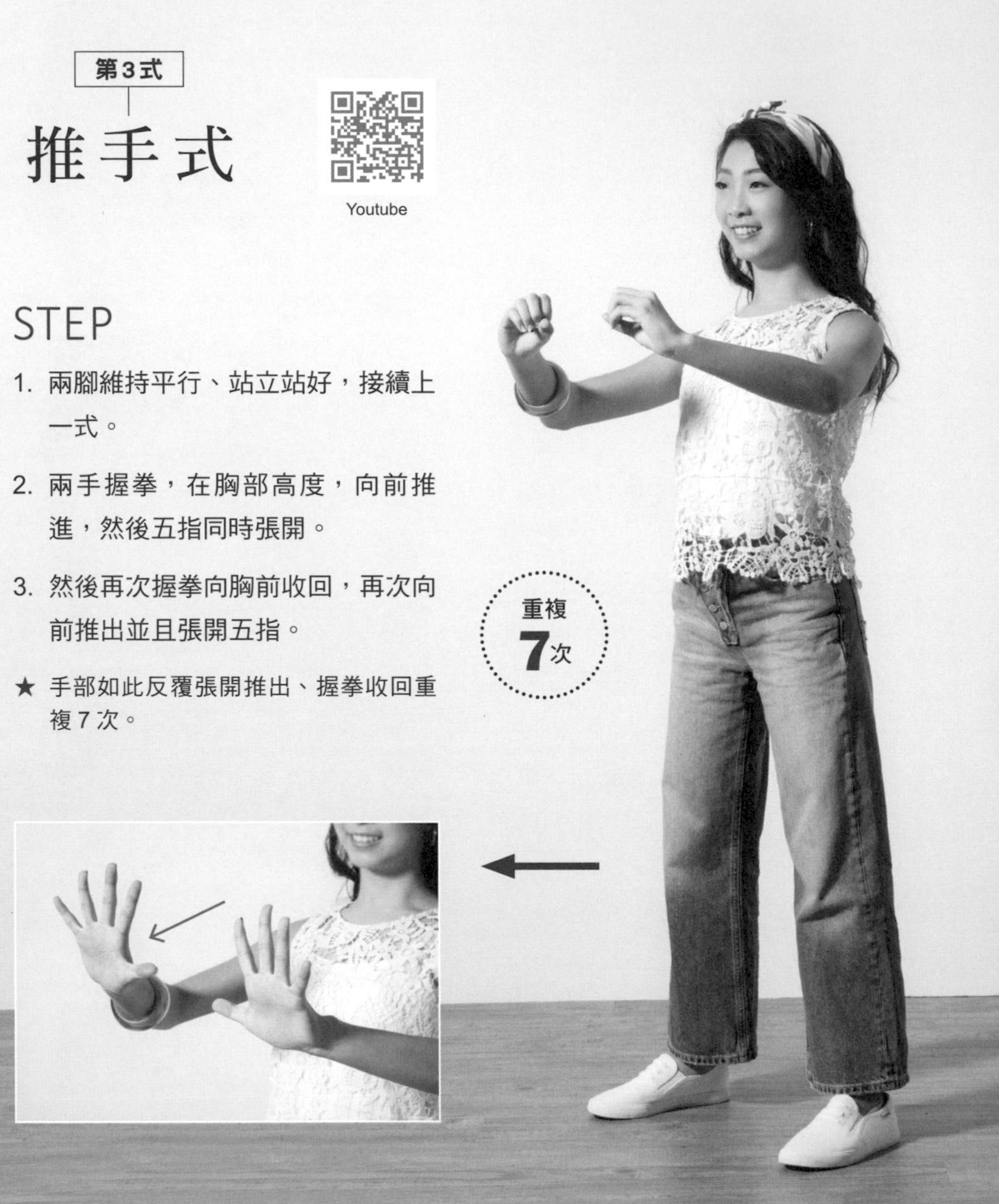

推手式

STEP

1. 兩腳維持平行、站立站好，接續上一式。
2. 兩手握拳，在胸部高度，向前推進，然後五指同時張開。
3. 然後再次握拳向胸前收回，再次向前推出並且張開五指。

★ 手部如此反覆張開推出、握拳收回重複7次。

TIPS ① 手握拳向前推，然後才打開手指。
② 再次握拳時不要用力，用空拳即可，達到一鬆一緊的效果。

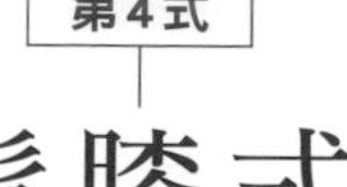

鬆膝式

Youtube

STEP

1. 先將兩腳併攏站好，接續上一式。膝蓋微蹲，兩手扶在膝蓋上，先向左以逆時鐘方向畫小圓，鬆活膝蓋 7 次。
2. 7 次後，仍然兩手扶在膝蓋上，再向右以順時鐘方向畫小圓，鬆活膝蓋 7 次。

★ 順、逆畫圓 7 次後，身體慢慢起來。

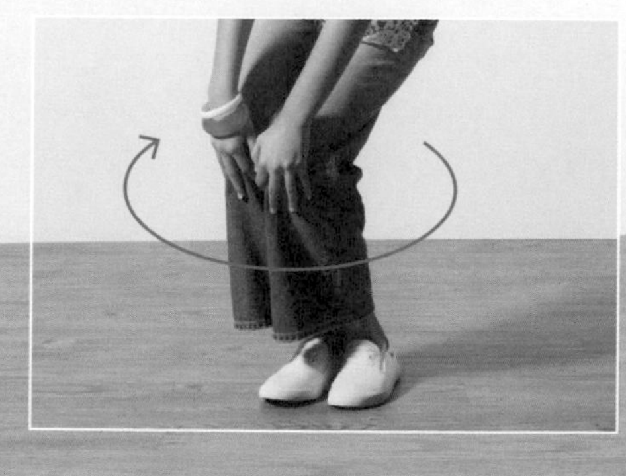

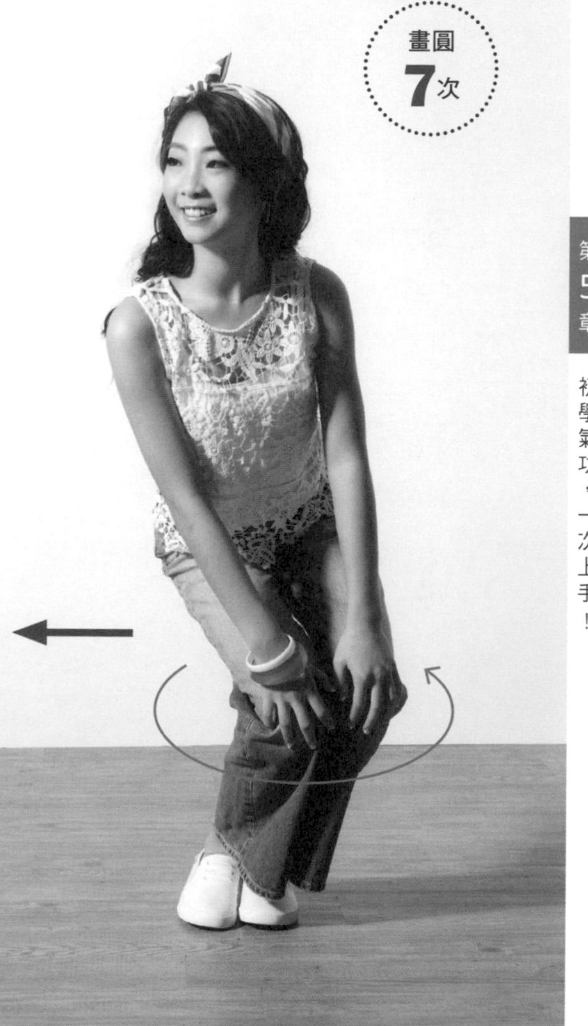

TIPS ① 頭要抬起，不要低頭，避免血壓不穩定。
② 鬆膝時，如果感覺或聽到膝蓋有聲音，動作幅度要縮小。

第5式

抓趾式

Youtube

優酷

STEP

1. 兩腳打開，平行站立站好，接續上一式。
2. 身體重心向前傾，同時十根腳趾抓地 1 秒鐘。
3. 然後身體重心向後腳跟落，十根腳趾放鬆。

★ 如此前傾、後落反覆 7 次，腳趾抓緊放鬆 7 次。

重複 7次

TIPS

① 眼睛向下看，保持呼吸自如，不要憋氣。
② 穿鞋子時，腳趾比較沒有明顯抓地感覺，只要做到身體前後即可。在家練習，赤腳時抓地的感覺會比較明顯。
③ 如果腳趾會抽筋，請先停止練習，休息 20 分鐘，下次做請把幅度縮小。

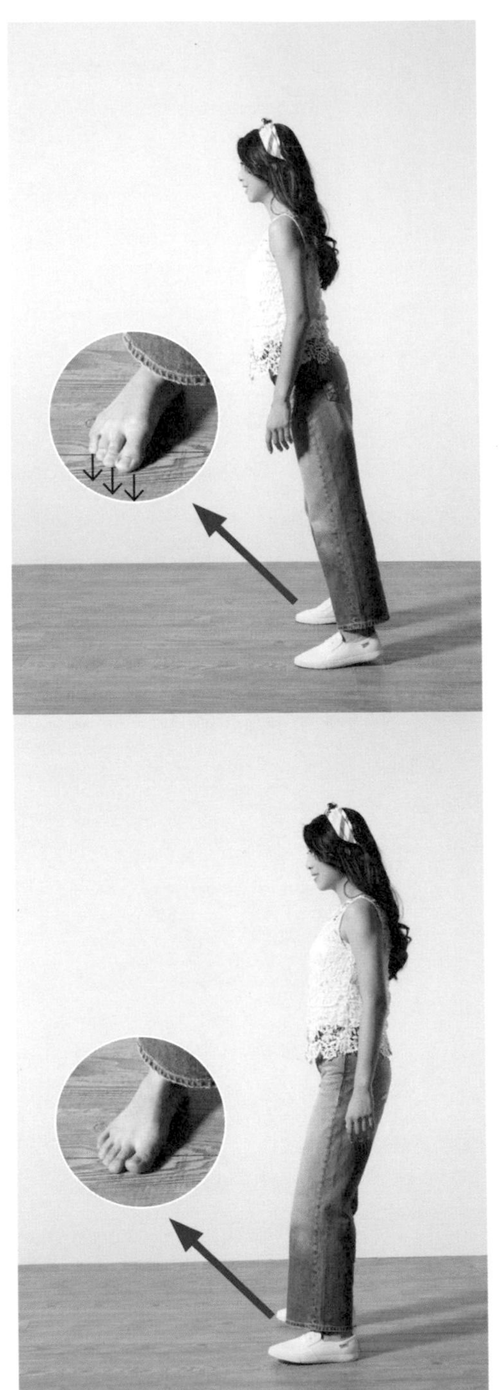

第6式

轉足式

Youtube

優酷

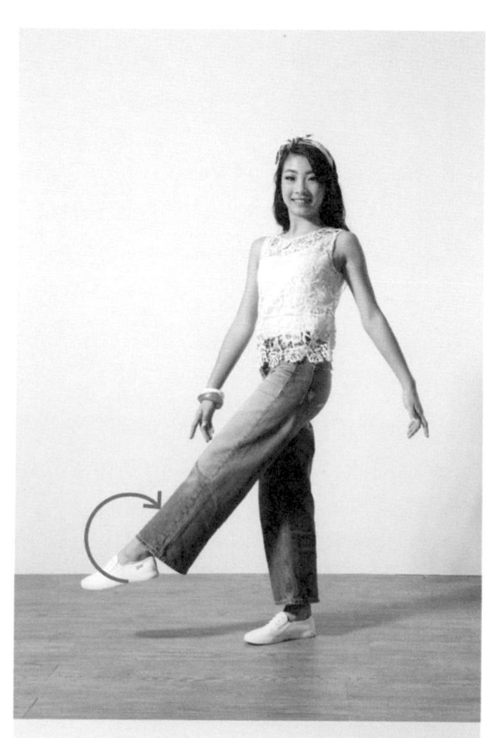

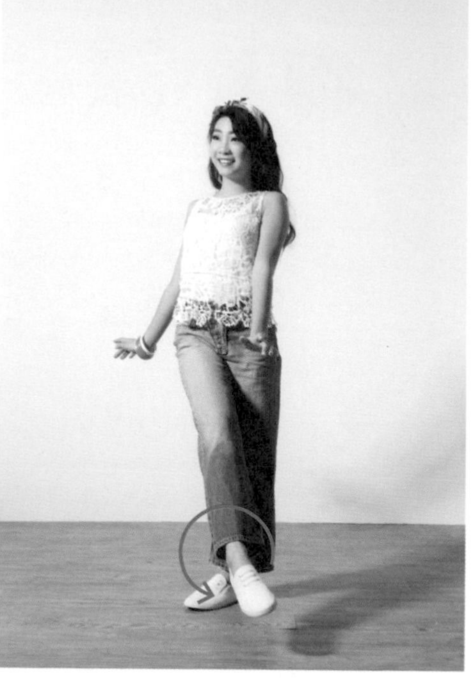

STEP

1. 接續上一個動作。
2. 先把左腳抬起腳尖朝下，從身體右邊以逆時鐘畫圓方式，逐步向左邊，總共畫 7 個小圓。
3. 左腳落地，換右腳。再把右腳抬起腳尖朝下，從身體左邊以順時鐘方式畫圓，逐步向右邊，總共畫 7 個小圓。

重複 **7**次

TIPS

① 如果站不穩，可以靠牆或者扶椅子練習。
② 轉足要用腳尖，不要用腳跟。
③ 轉足時，幅度以個人情況而定，如果抽筋，請停止，休息 20 分鐘，再開始時動作幅度要縮小。
④ 轉足時，如果感覺不順甚至卡住，動作幅度請縮小。

第7式

沉氣式

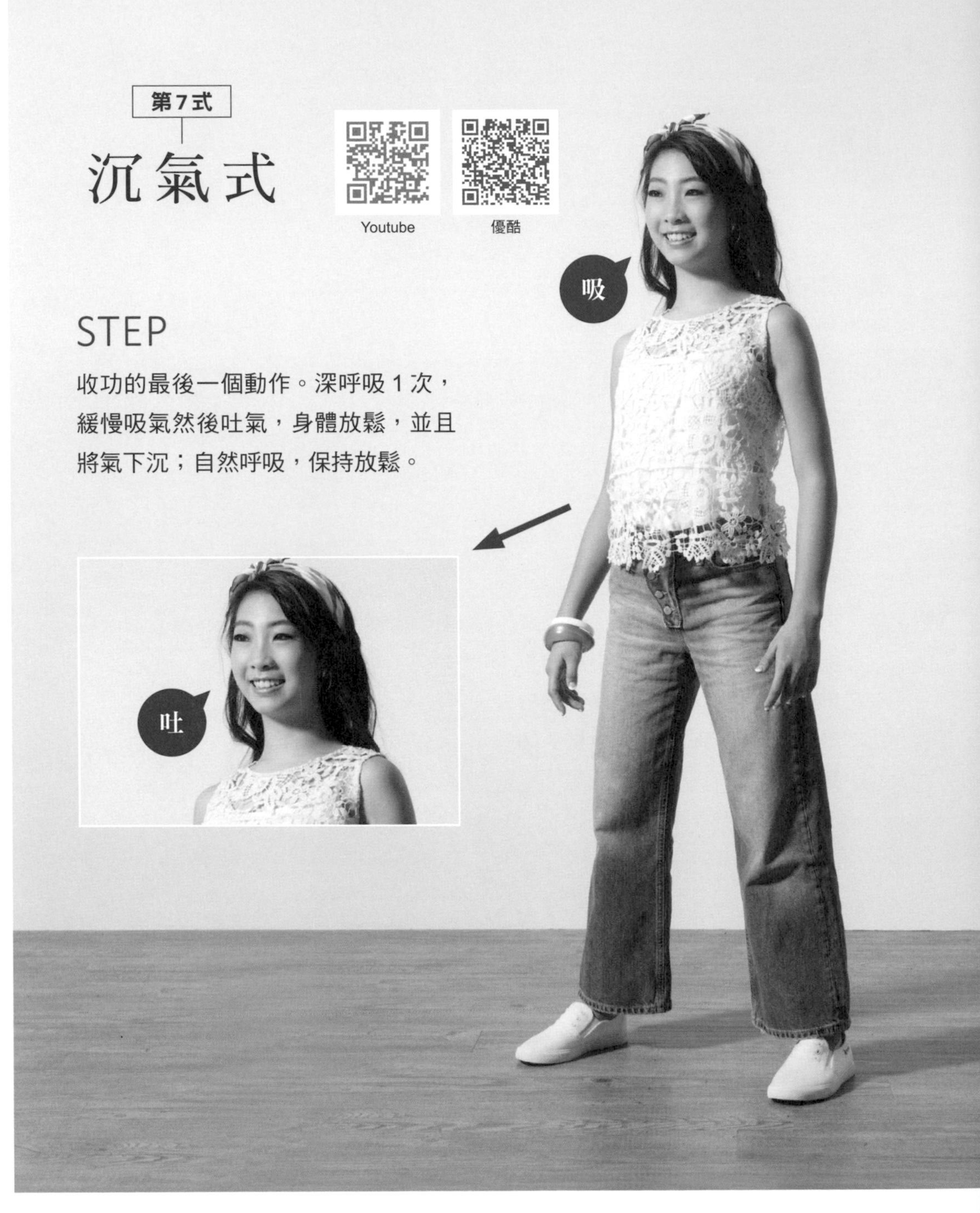

STEP

收功的最後一個動作。深呼吸 1 次，緩慢吸氣然後吐氣，身體放鬆，並且將氣下沉；自然呼吸，保持放鬆。

TIPS ① 吸氣呼氣都不要過猛，只要深呼吸即可。

② 眼睛放鬆，不要用力，保持直視或輕閉即可。

顫，不是抖，也不是搖

顫掌基礎教學篇

顫動的幅度，只表現在手掌的末端。如果發現整個手臂都在上下拍動的話，那就做錯了喔！

顫掌注意事項

Youtube

顫掌正確手法

Youtube

優酷

我們先來學習顫掌基礎動作。首先，把手抬起與胸同高，手臂伸直，開始微微顫掌。注意，「顫」是侷限在雙手末梢配合手腕的微幅動作（本書以下的示範動作中，若需要做到「顫掌」，示範者手部位置會特別強調「ϟ」的符號）。

手臂可以微微出力，但是顫動的幅度，只表現在手掌的末端。如果發現整個手臂都在上下拍動，那就做錯了。

5大錯誤顫掌

我們先來看看顫掌的幾個錯誤動作：

1. **手左右擺動**：如果你看到自己好像跟人家說拜拜的左右擺動手，那就做錯了。
2. **上下攢動**：手不要上下竄，如果用到過多肩膀或者手肘的上下動作，那就錯了。

3. 波浪鼓搖動：看過波浪鼓吧？若手像波浪鼓一樣搖來搖去，那就錯了。

4. 勾動手指：如果你手掌手腕沒有動，只是勾動手指的開張，那就錯了。

5. 甩動手腕：如果你手臂沒動，只是在甩動手腕，那就錯了。

顫動手掌小動作，大挑戰

看似簡單的顫掌，一開始會讓很多人看不起。這樣一個不起眼的微小動作，能有多難。在我教學30年的經驗來看，凡是無法順利做好顫掌的學員，其實已經有微循環障礙的問題了。正是因為身體循環不好，末梢動作才不聽使喚。

很多學員反應，剛開始來學功時，以為全身的動作最難學，沒想到，做到顫掌，就已經讓人驚訝不已，想不到自己竟然會敗在一個小小的末梢顫掌動作上。

很多人，從學習顫掌的第一天，就發現真的不應該輕視微循環的重要性，從此決定好好練功，不能讓自己的健康再惡化下去。

初期顫掌，會遇到幾個狀況，請特別留意：

1. 看看自己左右兩手，顫掌的幅度、速度、力度是否一致。

如果不一致，代表脊椎兩邊肌肉不平衡。這樣的問題不一定是脊椎有什麼大毛病，但可以肯定的是，脊椎兩邊氣血運行的速度和通暢度不一樣，是慢性病不能根治的原因之一。人體後背脊椎氣血的運行通道，稱作督脈；配合兩旁的膀胱經運行，共同影響了人體小周天。小周天是精氣運行的關鍵，出現了障礙，人就容易提前老化，並且自癒能力下降。

2. 練習時手出現發熱、發脹或手冷、出手汗。

練習顫掌時，有人會覺得手發熱、發脹、發麻，但也有人覺得手冷，出手汗，甚至有點抽筋。末梢循環變好，手會有麻、脹、熱的感覺，這是非常好的。但另外一種情況，手變冷，則是末梢循環不好的特徵。建議認真練習，以提早預防三高等病變。

3. 練習顫掌初期，前30秒是非常大的挑戰。

當你覺得手臂痠痛、手無力時，不要放棄，再堅持30秒，痠痛感就會過去，後面反而比較輕鬆。這表示氣堵塞的問題改善了，循環到達末梢，微循環變好，手也不再痠痛和疲累。

4. 體寒者出現排寒氣反應。

不過也有一種特殊狀況，很多體寒的學員，一開始練習顫掌也會手冷、出手汗，這是身體排寒氣的反應，一開始練習的1～2週比較會出現，之後手就會變溫暖。

5. 出現不適請至醫院專科檢查。

如果每次練習顫掌手都冰冷或喘氣急促，胸口悶脹，頭暈、頭痛，建議提早到心血管專科做一些詳細的檢查。很多人身上都有不自知的靜脈小血栓，不論是練功時間與否，只要覺得頭痛、頭暈、胸悶、後背特別是左肩胛刺痛，都要立即停止任何體力活動，靜躺休息，並且及早就醫。老師特別提醒所有讀者，心血管疾病很多沒有明顯徵兆，認真辨識症狀，早期發現，早期治療，永遠是良策。

一週練習法

初級顫掌 7 式

練習顫掌的前 7 日，要把各個角度的顫掌進行一次訓練。每一天的動作都更進階一點，挑戰不同的肌肉群及相對應的經絡系統。

初級顫掌7日訓練

練習顫掌的前7日，需要先通過以下7式顫掌訓練法，把各個角度的顫掌進行1次訓練。每一天的動作都更進階一點，而且挑戰不同的肌肉群以及相對應的經絡系統。

有些顫掌動作對初學者有一定的困難，特別是某些角度，很多人一開始無法做的很好，代表某些肌肉群已經失去彈性且不常使用，造成氣血虛弱的問題；而某些顫掌訓練動作，會讓初學者覺得異常痠痛，表示這個區塊有氣堵的問題；如果某些顫掌動作做完會非常的溫熱，代表局部代謝增強，區域排毒的功能啟動，是針對氣濁最好的調理。

顫掌 7 式訓練法

（此頁為整合招式，後頁會有詳細示範步驟）

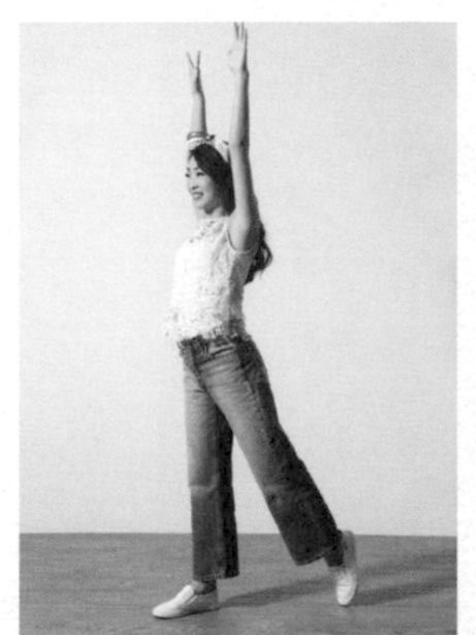

第1日→上泳顫掌（P172）

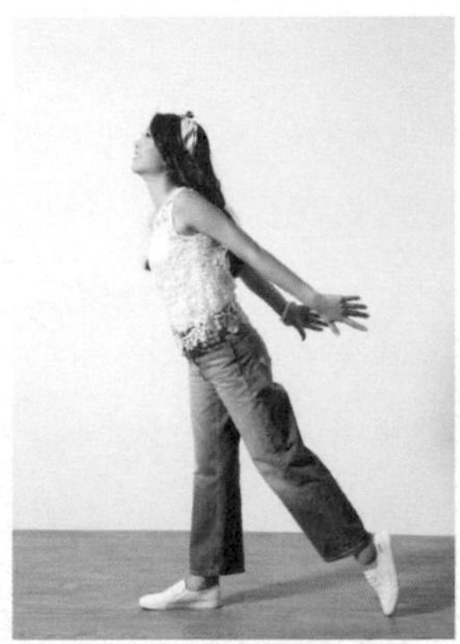

第2日→下泳顫掌（P173）

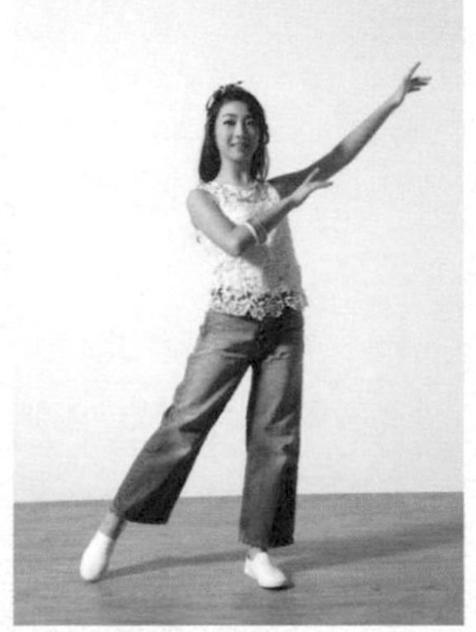

第3日→拍水顫掌（P174）

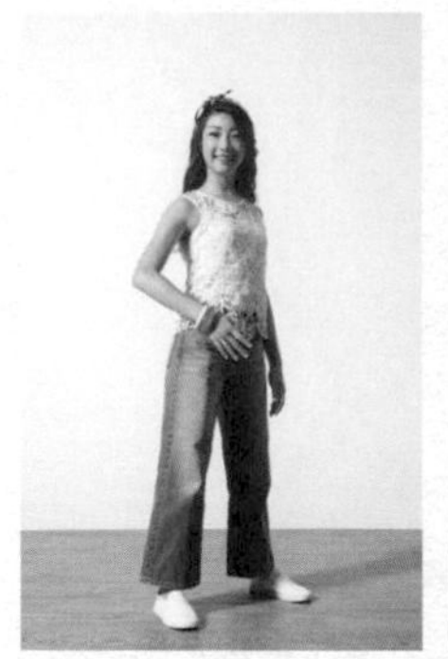

第4日→涮翅顫掌（P176）

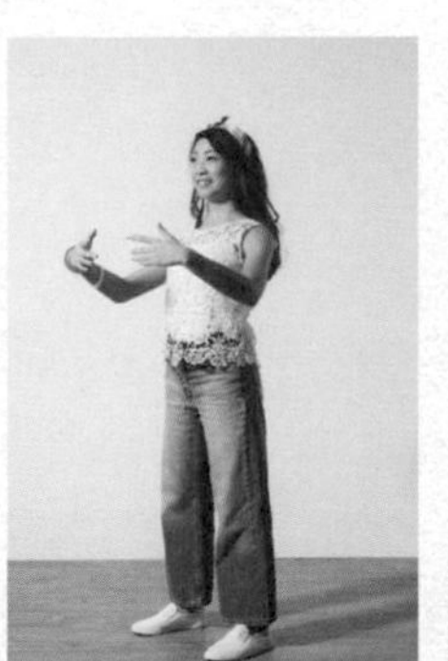

第5日→洗胸顫掌（P178）

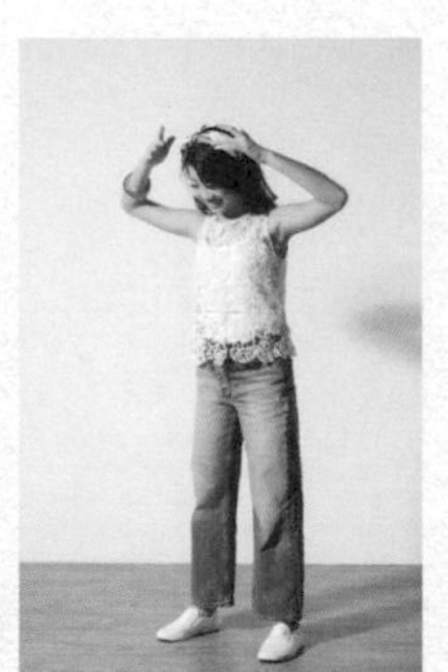

第6日→洗頭顫掌（P180）

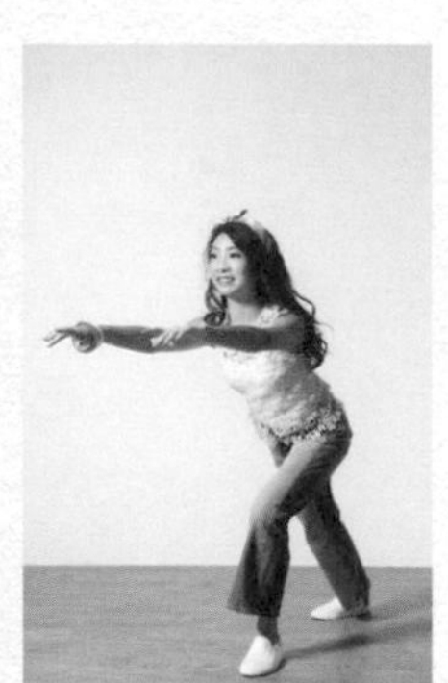

第7日→輕飛顫掌（P182）

第1日訓練法

上泳顫掌

Youtube

優酷

◆ **訓練時間**：早上起來做3分鐘，做完喝溫開水一杯。

◆ **功效**：可改善肩頸僵硬，是手機族每天最需要的訓練。能使眼睛、頭腦清晰，適合早晨讓身體和大腦清醒的練習。

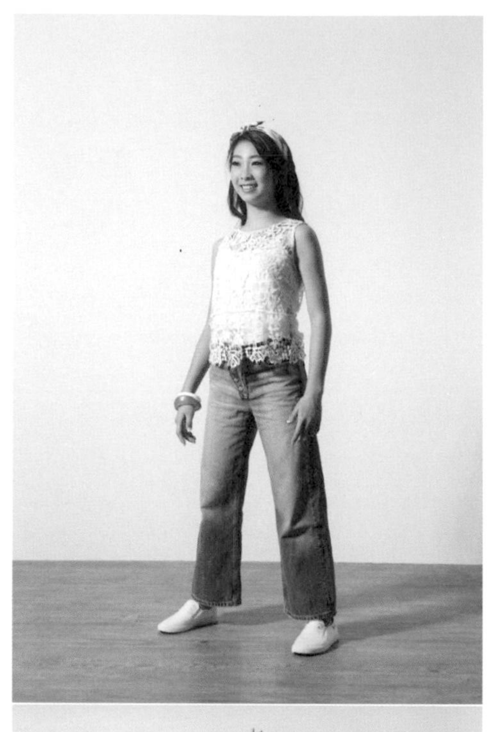

STEP

1. 先以氣功標準站立式站好，放鬆調節呼吸。
2. 右腳向前一步，重心放在前腳。兩手高舉過頭，掌心朝向前方，開始練習顫掌，自己默數30秒，兩手放下。再換左腳向前一步，重心放在前腳。上顫掌動作重複30秒，然後兩手放下，將腳收回。

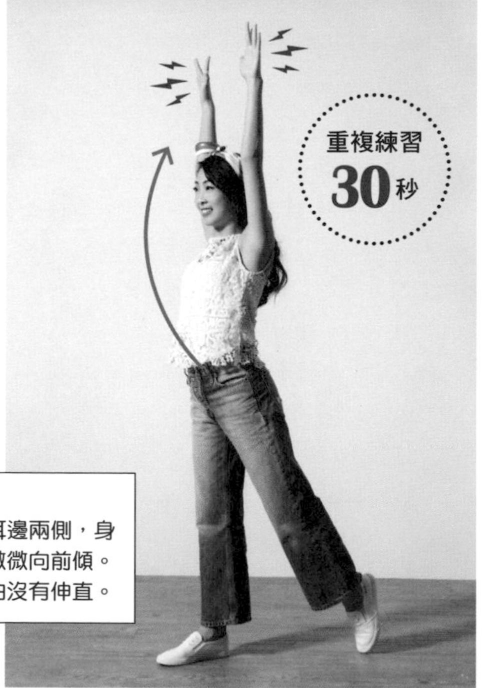

POINT
- 手要在耳邊兩側，身體重心微微向前傾。
- 手臂彎曲沒有伸直。

TIPS

① 上背部痠痛代表氣堵在肩膀。
② 手舉高時，對肩膀和下頸部做訓練。
③ 採影片中的氣功標準站姿練此動作也可。

第2日訓練法

下泳顫掌

Youtube

- 訓練時間：傍晚5點～7點做3分鐘，做完喝一杯溫開水。
- 功效：
  ①對腰痠背痛族是最好的紓解。
  ②下班前做完精神比較好，任何累的時候都可以做3分鐘。

STEP

1. 先以氣功標準站立式站好，放鬆調節呼吸。右腳向前一步，重心放在前腳。兩手背在身後，指尖朝下，掌心朝相對，開始練習顫掌，自己默數30秒。
2. 換左腳向前一步，重心放在前腳。
3. 下顫掌動作重複30秒，然後兩手收回，將腳也收回。

TIPS

① 肩膀放鬆，對胸椎以及下手臂做訓練。
② 呼吸自然，口微微張開，把濁氣吐出。
③ 採影片中的氣功標準站姿練此動作也可。

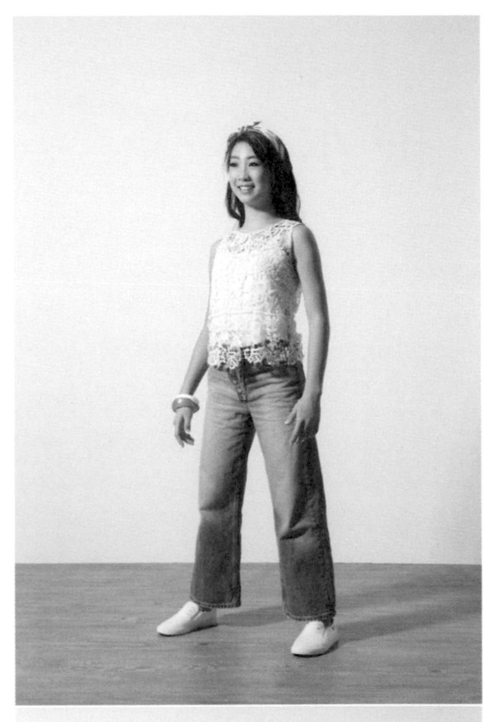

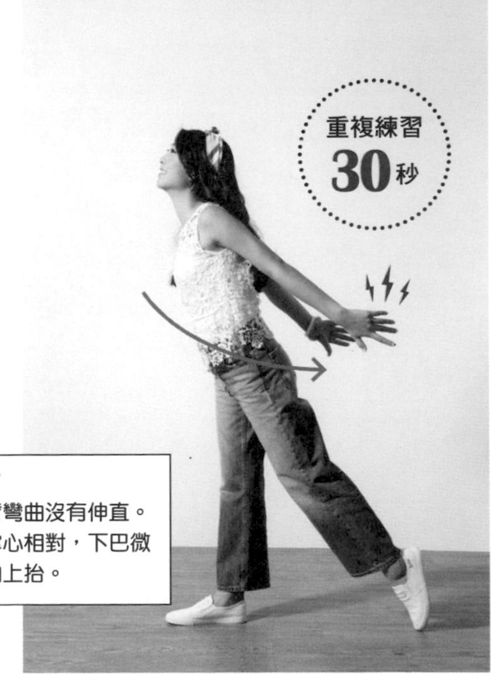

POINT

- 手臂彎曲沒有伸直。
- 手掌心相對，下巴微微向上抬。

第3日訓練法

拍水顫掌

Youtube

優酷

- 訓練時間：開會後或吹冷氣後，先喝一杯溫熱水再做。
- 功效：①針對常感冒、吹冷氣、受寒非常有幫助。
  ②練習完感覺鼻子特別通暢，代表調動了肺氣，幫助身體排濁。
  ③對氣虛問題有明顯改善，氣短氣弱立即呼吸深長。

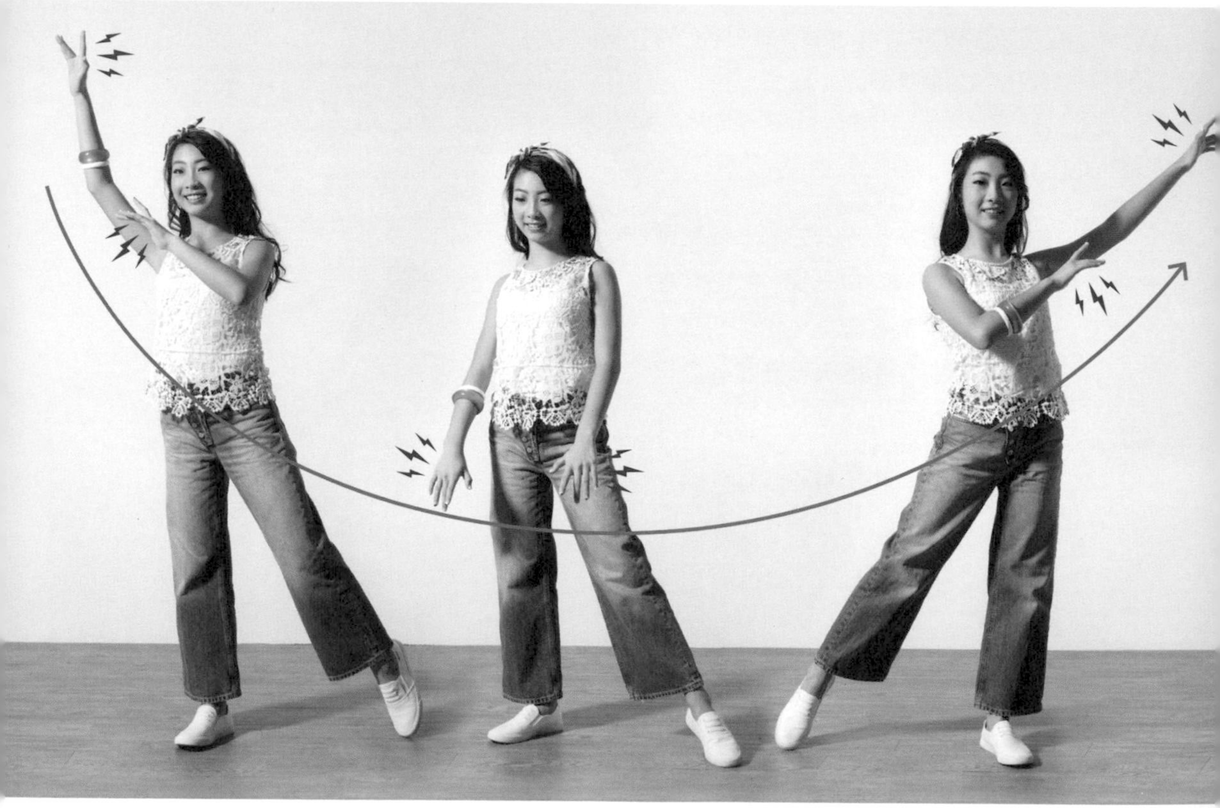

STEP

1. 先以氣功標準站立式站好，放鬆調節呼吸。
2. 兩手平行伸展到頭右上方，開始用顫掌在身體前面畫 U 字型，慢慢顫掌到左邊頭上方。
3. 第二回合，從左頭上方用顫掌畫 U 型慢慢到右邊。

POINT

- 兩手在右邊頭上時，重心放在右腳；兩手在身體下方時，重心在雙腳；兩手在左邊頭上時，重心放在左腳。
- 腳下重心沒有跟著手變化。

TIPS ① 重心左右轉移，眼睛也可以跟著手移動。
② 調節兩肺的開合，呼吸深長，緩慢。

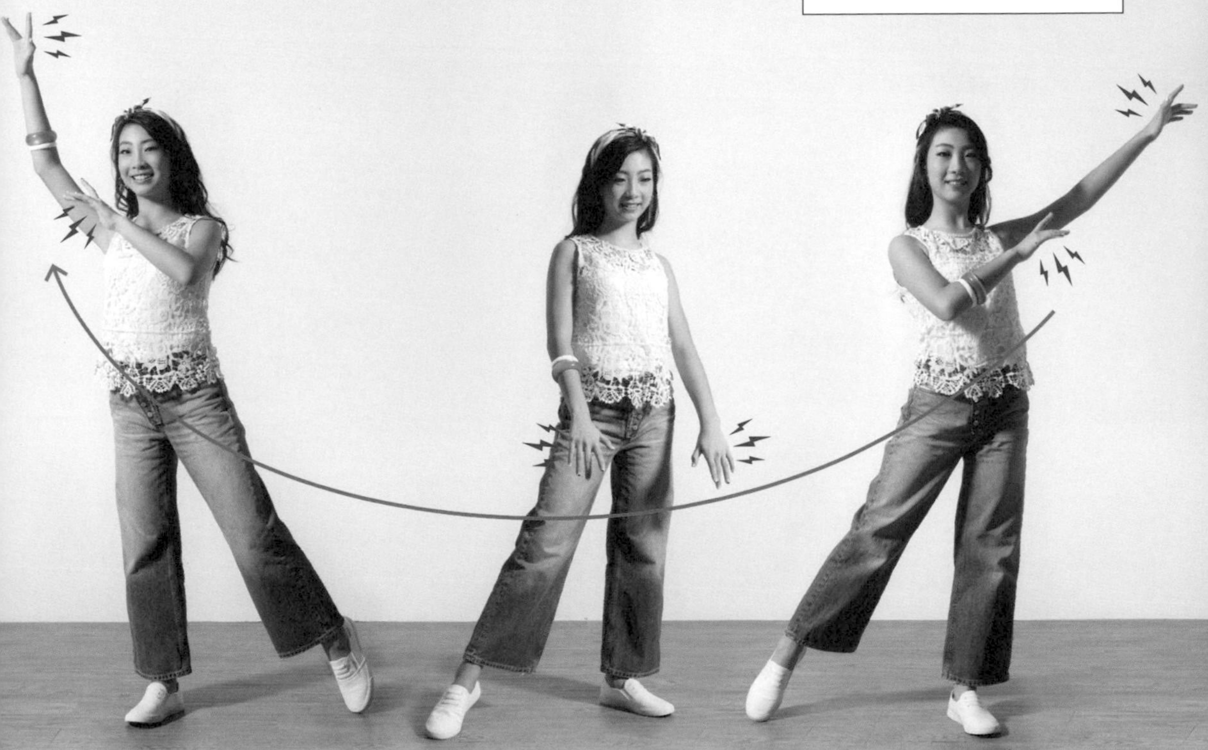

反覆 **3** 次，約 **3** 分鐘

第4日訓練法

涮翅顫掌

Youtube

優酷

- **訓練時間**：疲倦或情緒低落時練習最有效。
- **功效**：①對氣虛問題有明顯改善，特別是女性效果更好。
  ②對女性婦科問題例如月經不調等，或男生的攝護腺問題有幫助。
  ③有助身體放鬆，小腹部微微發熱。

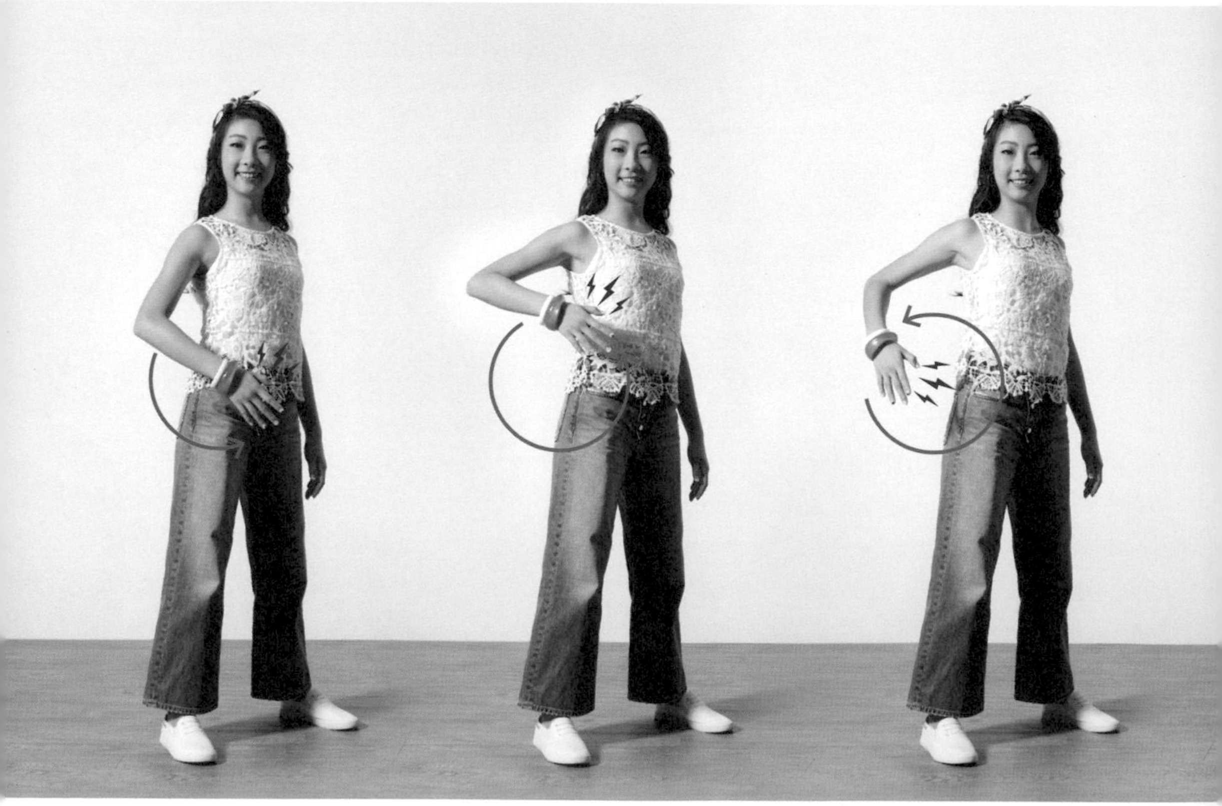

STEP

1. 先以氣功標準站立式站好，放鬆調節呼吸。兩手分別放在小腹左右兩側與肚臍高度一致，手指尖朝下。

2. 左手以掌心對小腹部（大約 1 個拳頭距離），右手以顫掌方式在右腹部畫小圓圈。這樣的畫圓我們稱為逆時鐘。

3. 換手。右手以掌心對腹部（大約 1 個拳頭距離），左手以顫掌方式在左腹部畫小圓圈。這樣的畫圓我們稱為順時鐘。完成後兩手同時放下，身體放鬆。

TIPS ① 身體不要緊繃站立，隨著手的畫圓，身體也跟著晃動。
② 手畫圓的時候，某些角度會使不上力，慢慢練習就會改善。手指不可朝前或者亂甩。

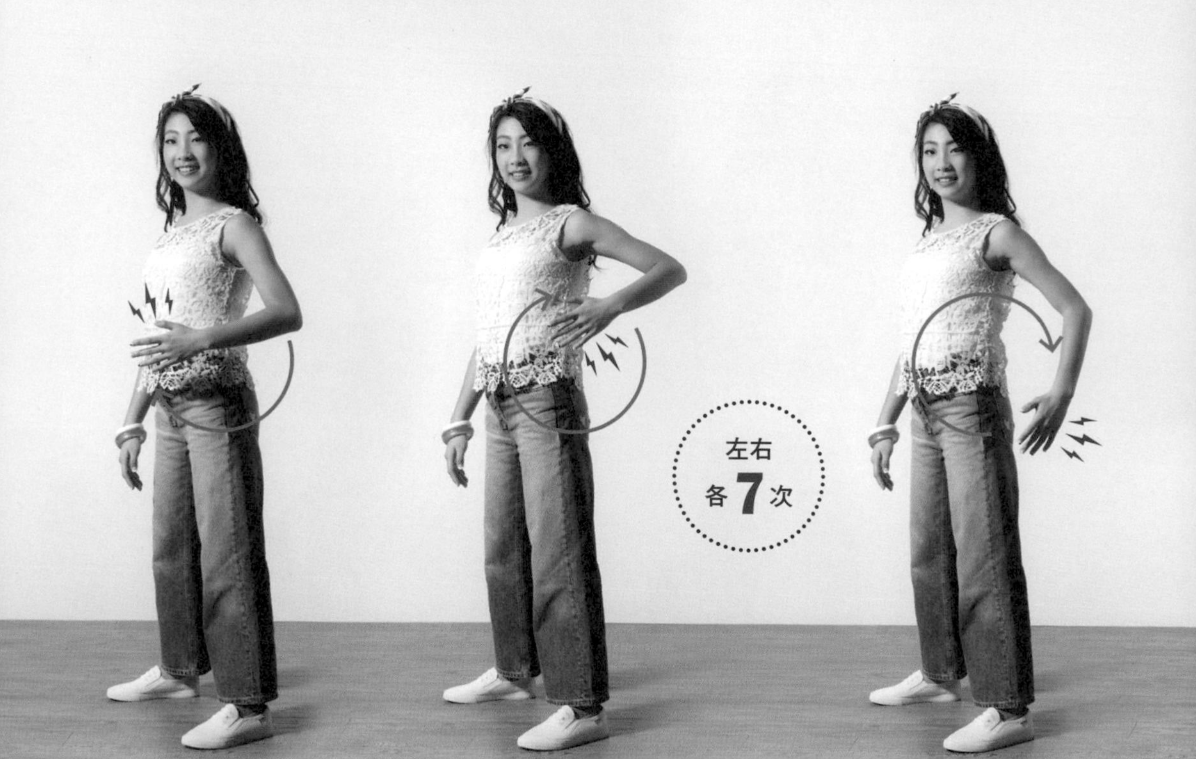

第 5 日訓練法

洗胸顫掌

Youtube

優酷

◆ **訓練時間**：三餐飯後 30 分鐘再做，訓練前先喝一杯溫熱水。

◆ **功效**：①有助呼吸順暢，身體重心前後變化，改善氣堵在腹部問題。

②幫助消化，改善腹部血液循環。

③練完不再有飽脹感，脹氣問題明顯改善。

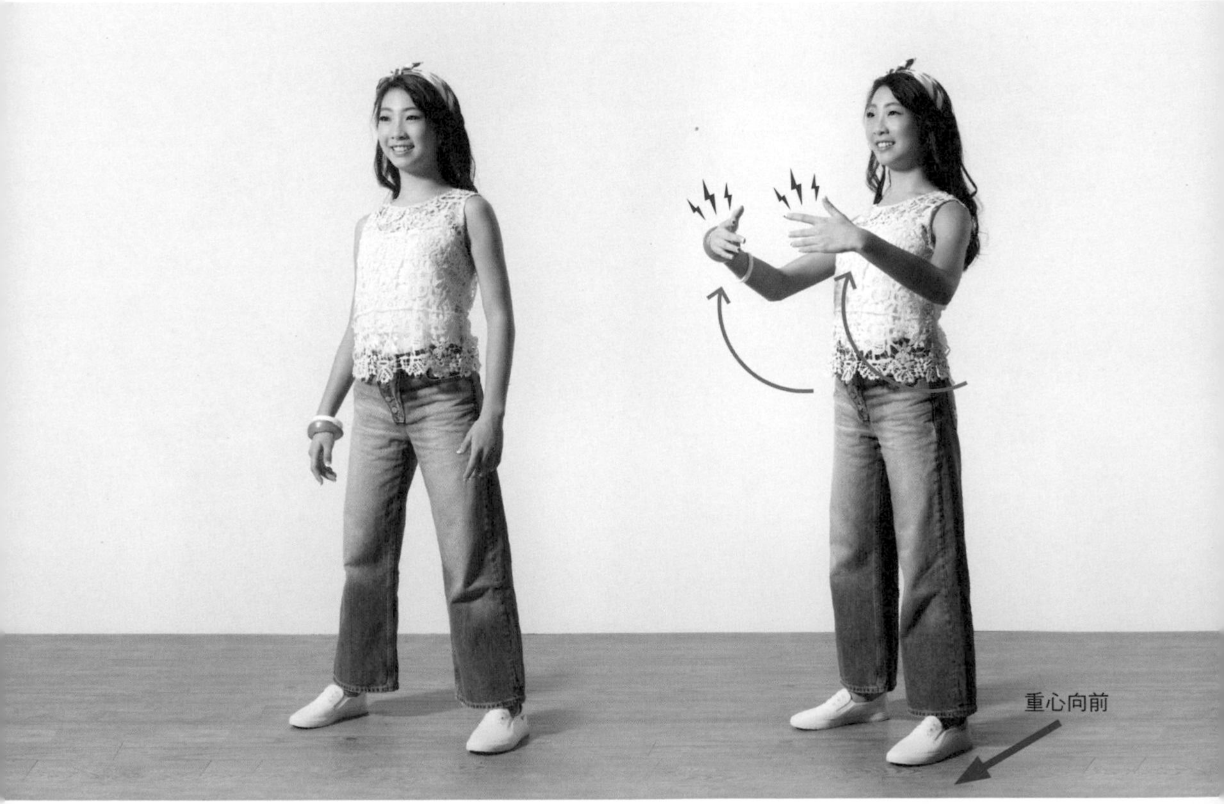

重心向前

STEP

1. 先以氣功標準站立式站好，放鬆調節呼吸。
2. 兩手指尖相對在胸前成為抱球狀態。
3. 兩手同時顫掌，先沿胸線向下到小腹高度，然後向前再向上顫掌並且沿胸線向上。
4. 往下畫圓向上為 1 回合，一共要做 3 個回合。
5. 做完後，兩手慢慢放下，放鬆。

TIPS ① 訓練重點在兩手同時顫掌，又能夠畫圓的協調性。
② 圓不要畫太大，勿超過胸部，或太小、氣場不夠強。

POINT
手向前向上，再向身體內側畫圓，不要做反。

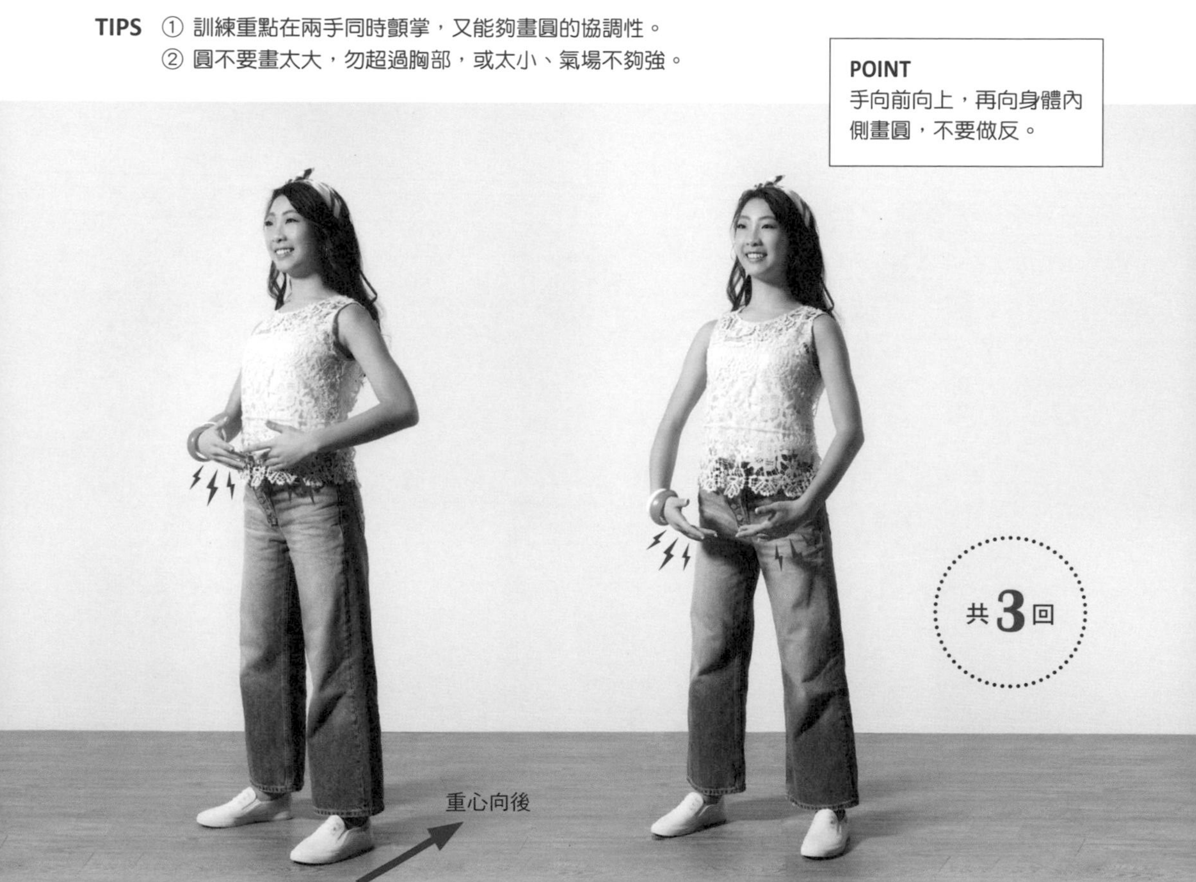

第6日訓練法

洗頭顫掌

Youtube

優酷

◆ **訓練時間**：晚上睡覺前做，訓練前先喝一杯溫熱水。

◆ **功效**：①頭、頸部氣血循環暢通。

②改善頸部僵硬，氣堵在頭上的問題。

③身體放鬆，打哈欠，會有明顯睡意。

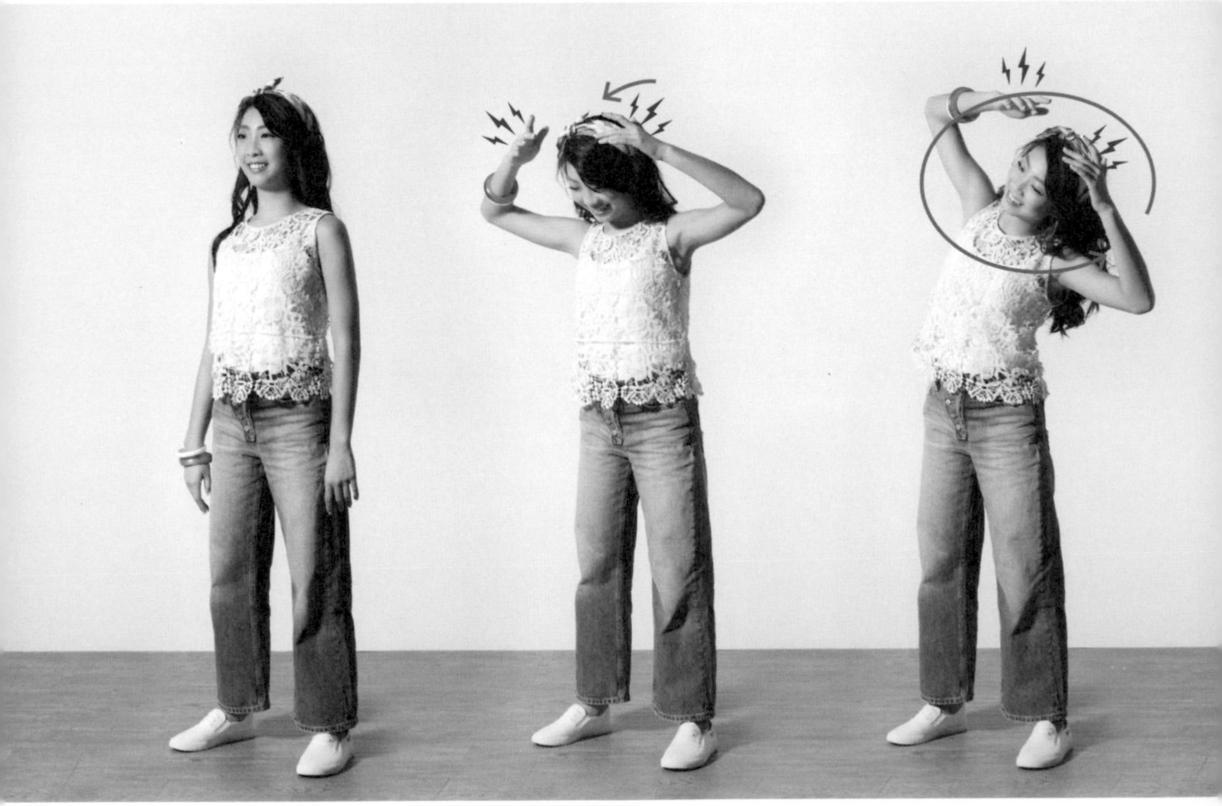

STEP

1. 先以氣功標準站立式站好，放鬆調節呼吸。兩手指尖相對在頭上成為抱球狀態。
2. 兩手同時顫掌在頭上先以逆時鐘方向畫圓，同時頭也跟著手的畫圓而轉動。重覆做 7 次。
3. 接下來，兩手同時顫掌在頭上，再以順時鐘方向畫圓，同時頭也跟著手的畫圓而轉動。重覆做 7 次。
4. 做完後，兩手慢慢放下，放鬆。

TIPS ① 避免畫圓太大或頭部晃動太快。
② 想兩手同時顫掌、頭部轉圈又能夠畫圓，要緩慢地做。

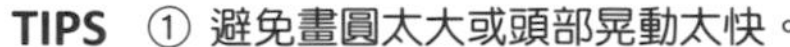

POINT
頭跟著手同時轉圈，但注意力道不要大，眼睛不要翻白眼。

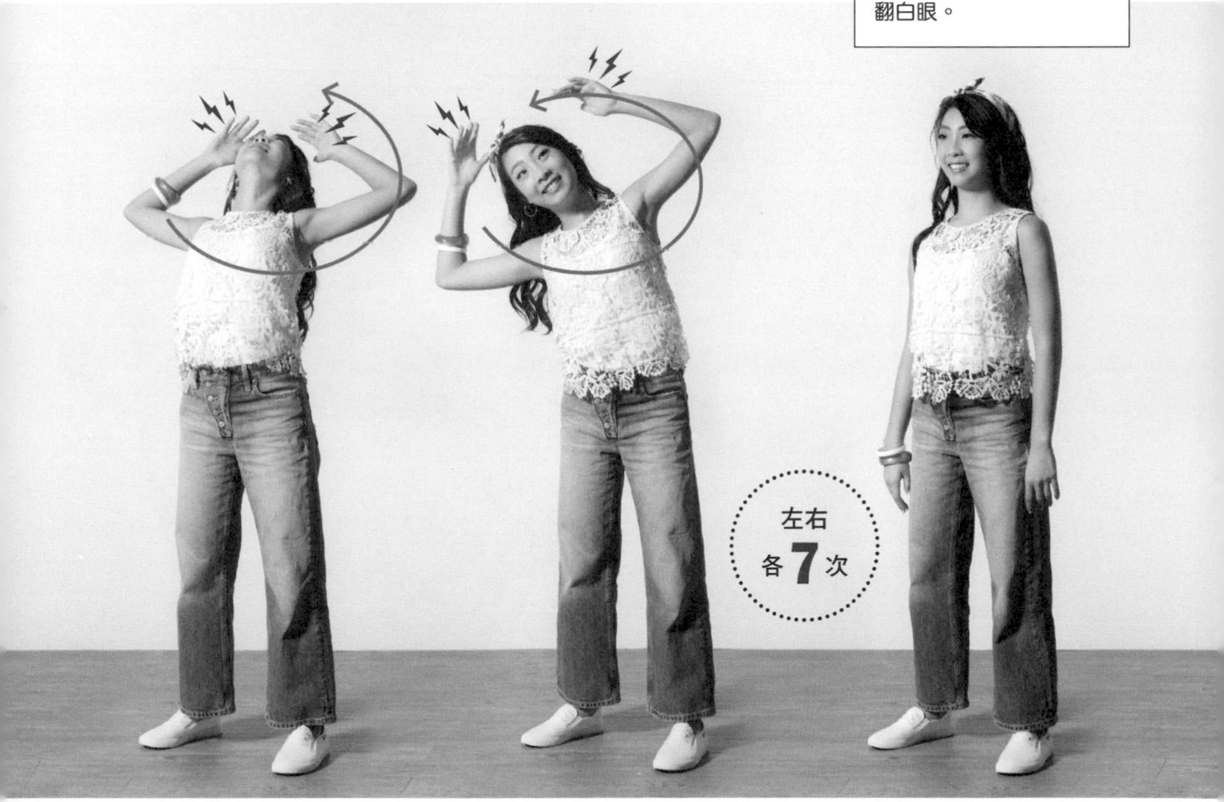

左右各 **7** 次

第7日訓練法

輕飛顫掌

Youtube

優酷

◆ **訓練時間**：中午 11 ～下午 1 點（午時）之間唯一可以做的顫掌。

◆ **功效**：①改善全身氣血循環。

②改善手冷腳冷及身體循環不佳的問題。

③練完會微微出汗，身體非常放鬆。

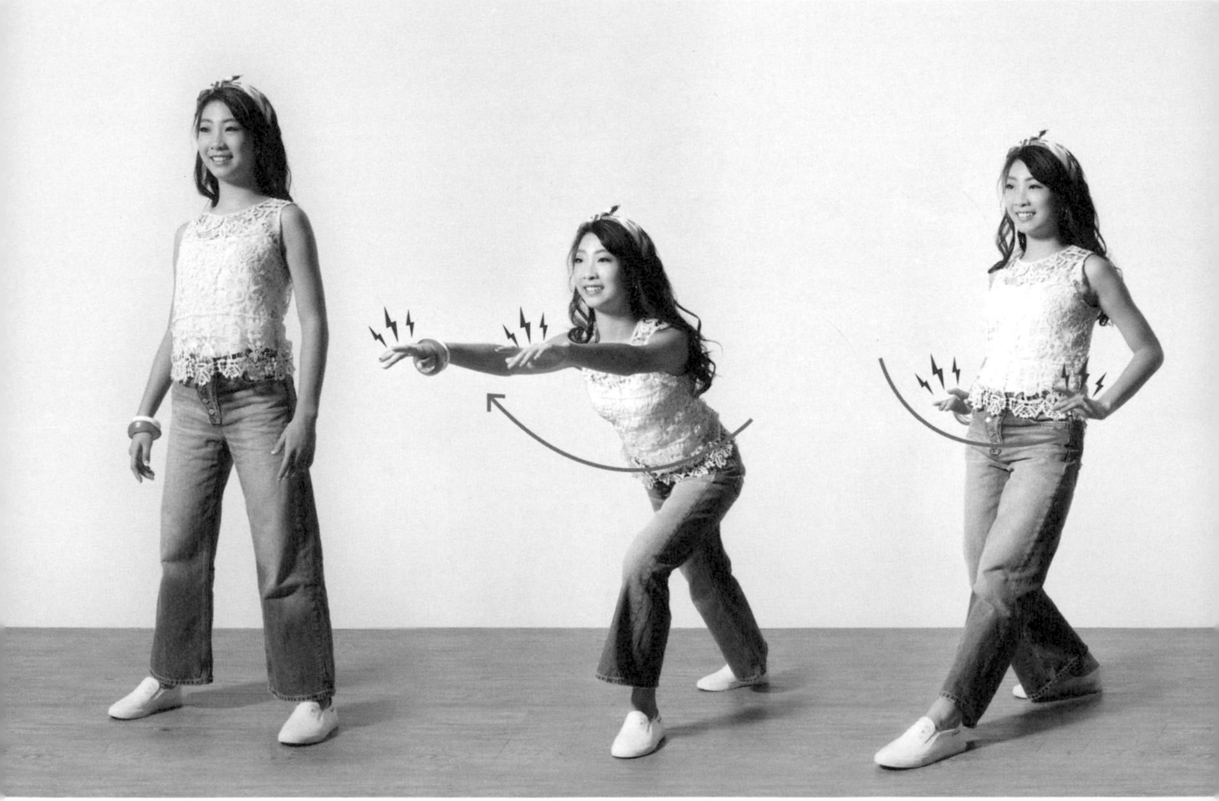

STEP

1. 先以氣功標準站立式站好，放鬆調節呼吸。
2. 左腳向前一步，以弓步重心在前腳。兩手同時顫掌在身體前從胸部高度向下畫圓。重覆 7 次。
3. 接下來，左腳收回，右腳向前一步，以弓步重心在前腳。兩手再次同時顫掌，在身體前從胸部高度向下畫圓。重覆7次。
4. 做完後，兩手慢慢放下，放鬆。

TIPS ① 有心腦血管疾病、高血壓的，不要在中午練習，改下午 3 點後。
② 要避免畫圓太快，或臀部後翹、腿部無力的情形。

POINT
弓步重心要有力，穩定，
下半身要微微放低。
左右
各7次

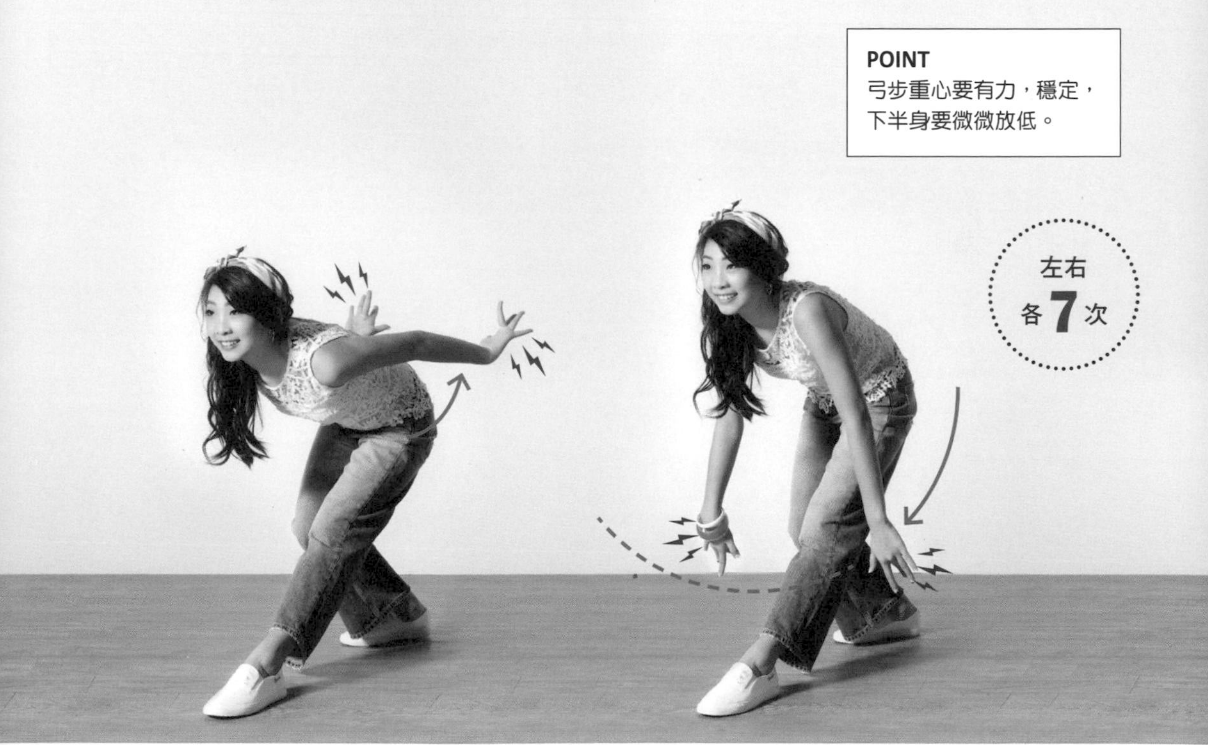

顫掌的好處，第一是幫助循環，尤其是促進末梢的微循環。第二是以微幅的振顫幫身體達到共振或共鳴，疏通的效果就會很明顯。顫掌訓練身體原本不協調的頻率，練習時間久了，達到協調和共振的頻率，對身體不但節省能量，而且能把能量放大化。

這樣顫掌，效果更好

高位顫掌通心氣：兩手上舉過頭，高過心臟，顫掌的同時會振動腋窩，兩腋是心經、心包經、肺經和膽經4條經絡必經之地，也是排毒和循環的要塞。我們常說「氣急攻心」，就是怒氣引發的肝火瘀滯在兩腋，導致心經、心包經的氣血運行受阻，所以生氣不只傷肝，也會傷心。

因此疏通了心經和心包經，對心血管的循環和代謝有很大好處。高位顫掌，直到身體微微出汗，就達到了去除心火，增強心氣的效果。另外，戶外練功時眼睛多往遠處看，可疏肝調理肝經，不只調節視神經，還能使情緒平和，對睡眠品質的改善、壓力的解除、消化吸收都有很大的幫助。

動作做對做滿，效果很驚人

進階顫掌，周天顫掌式

周天顫掌式是白雁自主健康管理學入門的第一個先修功法，這個功法雖然只有 3 分鐘，推廣後近萬人受益，都稱讚這是簡單易學又有效的好功法。

從基礎顫掌進階完整功法

在完成了7日基礎顫掌訓練後，相信你已經發現，顫掌好處多，一做就有效。接下來，我們要學習「和氣舒壓法」中的周天顫掌式。這個動作來自白雁自主健康管理學入門的第一個先修班，目前在全台灣、馬來西亞、香港、新加坡有數十個教室在傳授。大多數學員都覺得簡單易學又效果明顯，可以作為日常養生保健運動的優先選項。

分解訓練一：手舉高，在耳朵兩側的訓練

兩手從身體前方抬起，過頭部高度，手舉高開始輕輕上下顫動。注意不去晃動手臂，只有手掌和手指保持輕微的顫動。

兩手一邊顫動，一邊由前往後移動，再向下到耳後，這時會感覺兩手速度很不一致，而且手會非常痠，請在這裡顫掌停留久一點。

當你感到手痠時，其實是把末梢神經整個調動起來，越痠越有效果。但不要做成是兔子在揮動大耳朵，兩手顫動的幅度要小，頻率要快，停留在兩耳後把顫掌做順了，兩邊動作會越來越協調一致。

分解訓練二：手畫圓的訓練

兩腳先與肩同寬平行站立，接著左腳向左前方跨一步，兩手舉起高過頭部，手心朝前，往後再向下移動。

過耳後手心向下，身體彎下去，兩手沿著身體兩側往下走；到小腿高度後再向前方抬起，身體也跟著慢慢起來，回到左上方，完成一個由後往前畫圓的動作。

分解訓練三：顫掌畫圓的訓練

同樣做手畫圓的動作，這次要加上手部的顫掌，一邊顫掌，一邊由後往前畫圓移動。

注意把移動的速度放慢，不要一下子就帶過去，而是著重在顫掌的動作要做到確實。你可以在每次移動前，都像停留在耳後做顫掌一樣，放慢移動的速度，顫掌的頻率次數才能做到又快又多。

從頭頂百會到腳底湧泉的這個大圓，就是道家氣功所說的大周天。而我們透過身體四肢做出畫大圓的動作，並加上顫掌調動氣血，就有帶動全身氣血完成一個周天循環的作用。

分解訓練四：腳前後重心的訓練

身體重心的轉換，目的是在鍛鍊我們的雙腿有力量，只要腳筋強健，代表全身血管都會強健。

在做周天顫掌時，一腳前一腳後，重心由前腳移轉到後腳再往下微蹲，全身的支撐力就在後腳上。而隨著身體慢慢往前伸，又帶動重心從後腳移轉到前腳上，這樣就完成一次身體重心的轉換。

重心從一腳移到另一腳的轉換過程中，動作要緩慢，用「推」的方式，由前往後或由後往前一點一點慢慢的推到另一邊去，這需要動作放慢才能體會出來。

當身體緩慢的變換重心，一腿彎一腿直，讓兩腳輪流放鬆休息，才不會增加膝蓋負擔。如果練完會覺得膝蓋痠痛，那就是重心轉換太快，或是沒做好重心轉換，兩腳持續在承受重力。

重心轉換其實是借力使力，讓動作分散到不同的使力點，這樣練起來就會輕鬆、省力。如果練完覺得又累又喘又痠痛，表示你的每個動作都在耗力。

分解訓練五：手腳同步的訓練

接下來試著手腳配合著練習。兩腳先與肩同寬平行站立，接著左腳向左前方跨一步，這時兩手舉起高過頭部，在左上方開始顫掌。

手要往後移動的時候，腳的重心也同時慢慢從左（前）腳移到右（後）腳；當手往下到耳後，這時右（後）腳也微微向下蹲，重心放在彎著的這隻右腳上。

手向下移動，身體彎下去，重心還是在右（後）腳上。當手到了小腿高度，準備往前抬起身體的時候，重心再慢慢從右（後）腳移往左（前）腳。最後兩手回到左上方，重心同樣回到左腳。

分解訓練六：身體幅度逐漸變大的訓練

左邊做7次周天顫掌後，左腳收回，換右腳往前一步，做右邊7次周天顫掌。

這7次的周天顫掌中，前面3圈的動作以圓順為主；第4圈開始，身體的幅度逐漸加大，也就是畫的圈漸漸變大。

不但身體下彎的幅度更大，抬起身體時，兩手也要盡量往前伸，這樣逐步加大身體的運動幅度，全身的氣血循環也被帶動起來，越來越旺盛。

分解訓練七：面帶笑容的練習

上過我的課的同學都知道「面帶微笑」的重要性，但不是每個人都做得到，是因為心中還沒有放開來，其實每一次的笑，都是在強調心與意念的重要。

「笑」除了讓心理得到放鬆外，還會讓腸胃得到暢通，也就是說，從臉頰的肌肉就能看出腸胃健不健康。就像中醫光看臉，看面相就知道病人得了什麼病，也是從臉部肌肉的分配，從氣色，從五官來辨別的。若臉部肌肉下垂，表示他的胃和臟腑也下垂了。

年紀大了，受地心引力的影響，臟腑會下垂很正常。但練功後，鬆弛的肌肉變緊實，原本下垂的臟腑也拉提回到原來的位置，而在練功時嘴巴一張開，不只活動到臉部肌肉，連臟腑的運轉也被活化到。

有些人練功後體重並沒有減輕，但整個人看起來好像比較結實，贅肉少了，在視覺上看起來像瘦了。其實也是因為下垂的臟腑上提了，臉部贅肉沒了，肌肉就變緊縮，肌膚的彈性回來了，自然氣色也變好了。

所以練功時一定要強迫自己「笑」，不管是發自內心，自不自願、開不開心都沒有關係，為了活化身體的運轉，為了讓拉提效果更顯著，一定要記得「面帶微笑」。

周天顫掌式全示範

◆ **功效**：從上而下打通氣路，疏通身體十二正經，有效改善氣堵，舒緩全身緊繃壓力，放鬆心情，有效排除體內負面能量。

Youtube

優酷

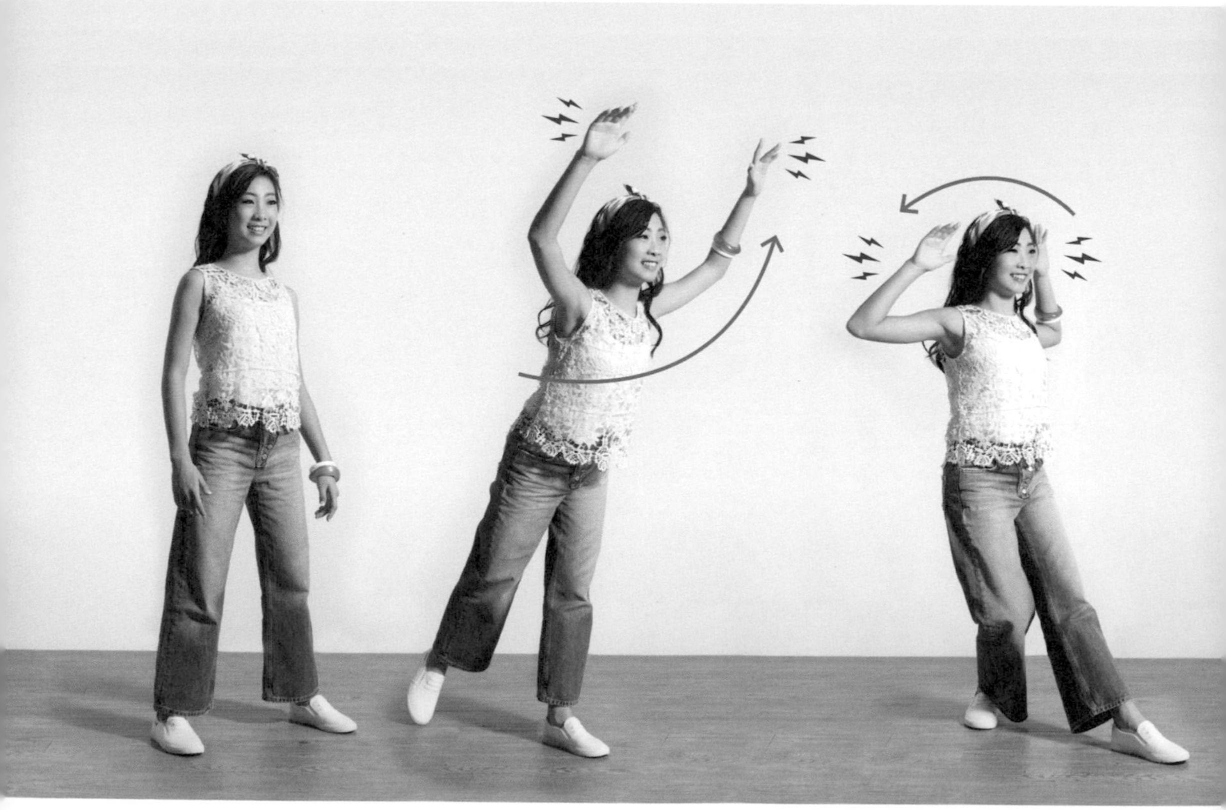

TIPS ① 避免顫掌向後的時候，沒有過耳。② 避免顫掌向前的時候，身體重心在後面。

STEP

1. 標準站立式，身體放鬆。左腳向左前方跨一步，兩手從身體前方抬起過頭部高度，維持在空中，兩手上下顫動。
2. 兩手保持顫動，從前方向後移動，身體重心同時轉移到後腳，同時兩手繼續顫掌向下移動，兩手過耳之後手心朝下，到腿部高度後再向前方抬起，重心同時轉移到前腳，整套動作就是完成一個周天循環，共做 7 次，做完 7 次收回左腳。
3. 右腳向右前方跨一步，同樣動作做右邊周天顫掌共 7 次。
4. 左右各 2 回合後，兩手在頭上維持顫掌 3 秒，再慢慢落下。

POINT

- 顫掌的路線就像是在身體兩側畫圓，只是隨不同的位置掌心方向變換。
- 顫掌路線經過頭部時，要過耳後。
- 身體向前跨一步時，後面的腿要伸直。

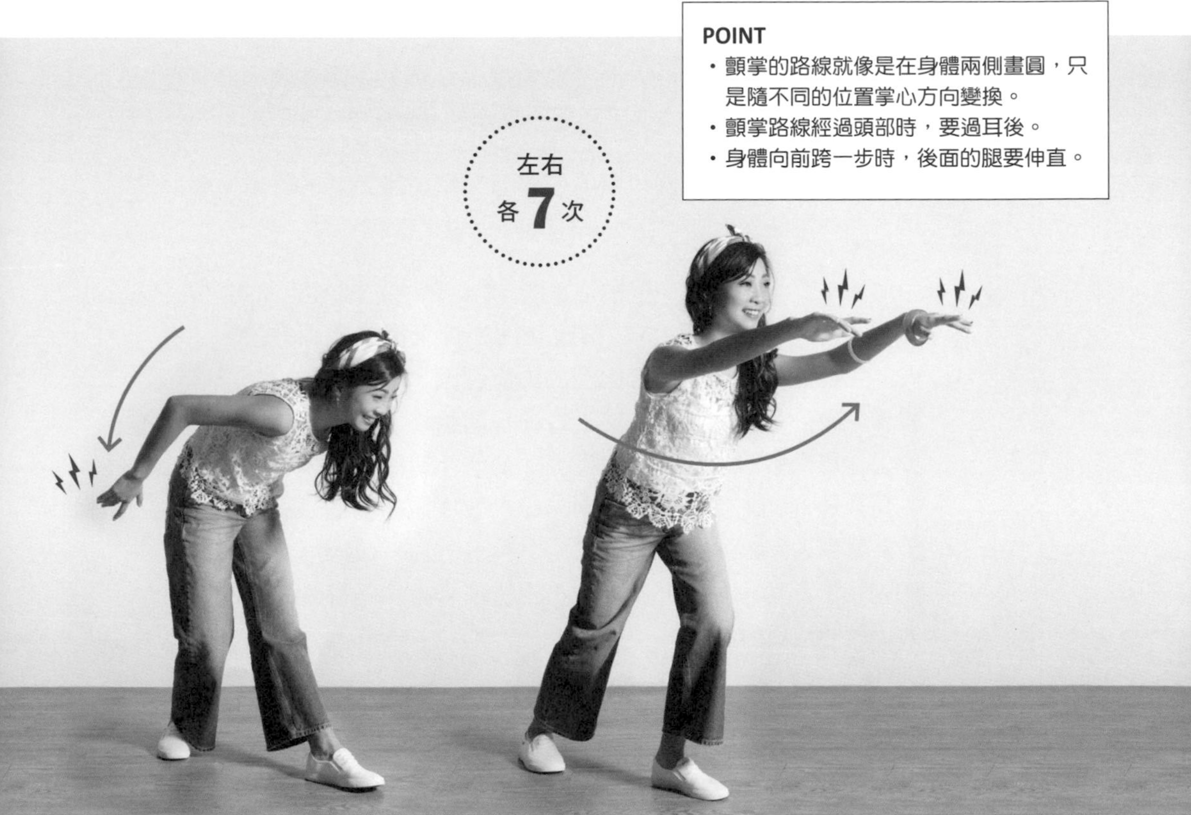

白雁講堂

什麼是「和氣舒壓法」？

心平就氣和，和氣就生財。「和氣」，周遭的氣場會跟著改變，成為一個善意的、與他人互相吸引的空間，不僅自己充滿能量，還能帶給周遭的人和樂愉悅的感覺。大家都喜歡和你親近，無形中在事業上、生活上，遇到許多貴人，大家都願意幫助你、和你交朋友，為你帶來許多好緣分。

「和氣」才能萬事興旺，而特別是頻率紊亂，身體共鳴不良又容易生病的朋友，更需要「和氣」來調節身體的共振系統。

「和氣舒壓法」課程可以幫助初學者最快認識氣功的好處，學習放鬆的體驗。

白雁氣功在全世界迄今已授權德國 50 位合格教練，亞洲 40 位合格教練，共培養了 90 位健康管理教練全世界授課教學，他們的主要工作，就是傳授入門的先修課程「和氣舒壓」。這些教練，有的是重病獲重生的；有的是高科技工程師為救人而辭去工作專門教氣功的；有的是醫學博士；有的是大學教授；有的是公司老闆，他們不約而同的投入教授氣功這個行列，都是因為看到人間太多病苦，很多人頻繁進出醫院，總是不能痊癒。他們相信氣功可以幫助到人們，相信依靠身體的自我調理的能力，就能重獲健康。

練精化氣的臨門一腳

收功，把好氣收進能量庫

最後做收功動作（即「浴面美容」及「拍腿順氣」），配合意念，引導全身運行的內氣收歸能量庫，有導氣歸位的作用，是完整練功不能少的一環。

浴面美容

- 功效：用真氣活化臉部氣血，讓臉部肌膚水潤有光澤，排除肩頸濁氣，活絡循環。

Youtube

優酷

STEP

1. 首先將兩手用力搓熱。

POINT
兩手要搓熱，才有活絡氣血的效果。

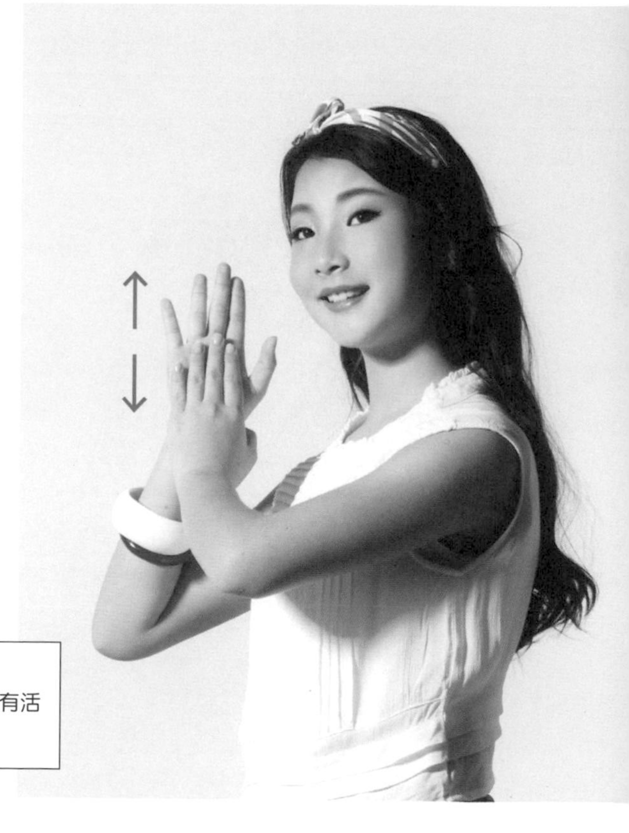

2. 手指合攏將兩手放在下頰。

3. 由下而上，經過兩眼，到兩上額角。變成十指插入頭髮，從頭頂梳向頭後，如同梳頭發一般。

4. 到了頭頸後部，把後頸部搓熱，用力搓，把所有疲倦、老化的氣都集中到手指上，然後用力向外甩出去，同時嘴巴吐「哈」字，想像濁氣出去，重複 3 次。

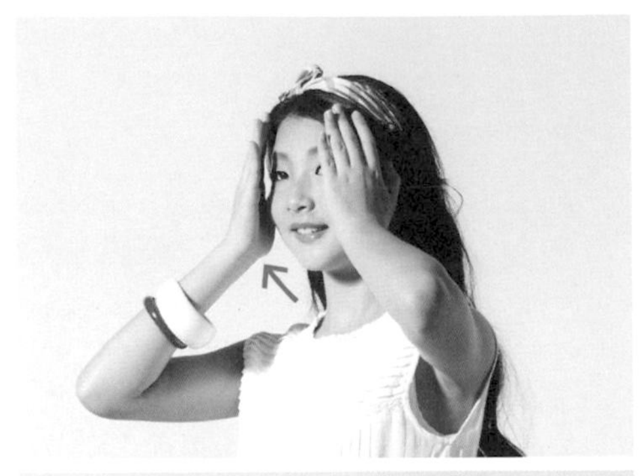

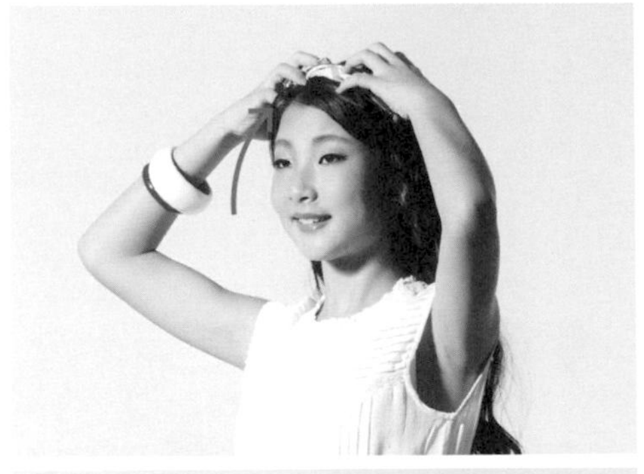

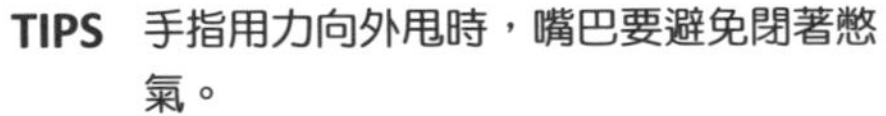

TIPS 手指用力向外甩時，嘴巴要避免閉著憋氣。

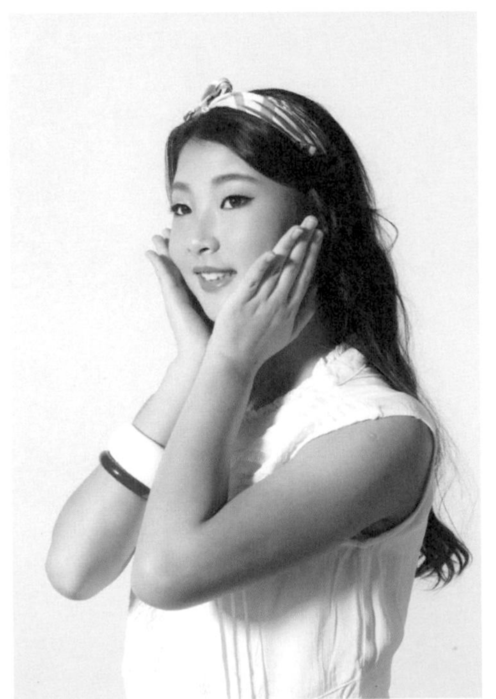

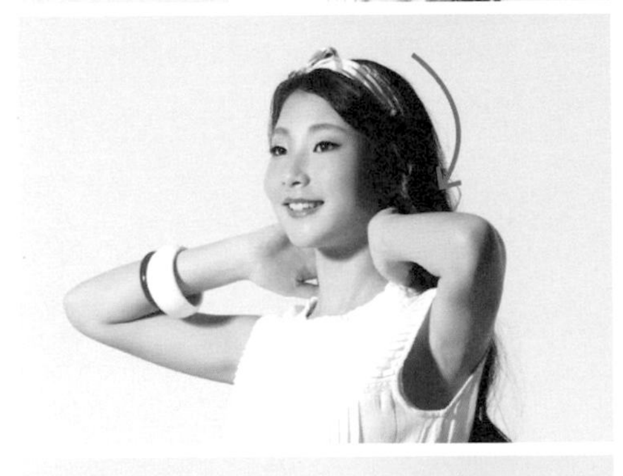

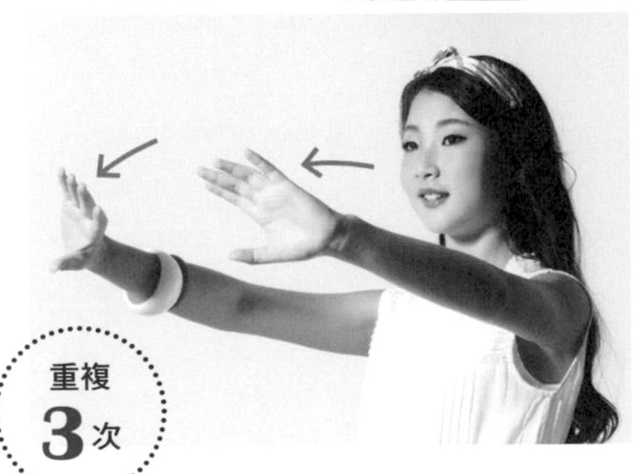

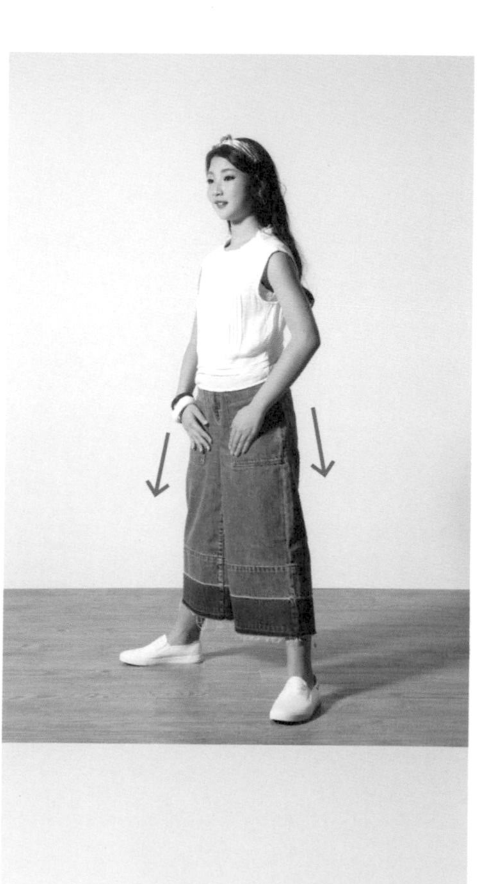

拍腿順氣

◆ **功效**：活化下半身血液循環，加強腿力，靈活下半身的關節。

Youtube

優酷

STEP

1. 浴面美容結束後，兩手呈現撈氣式（五指合攏，掌心內凹呈勺子狀）。
2. 由上往下拍腿。

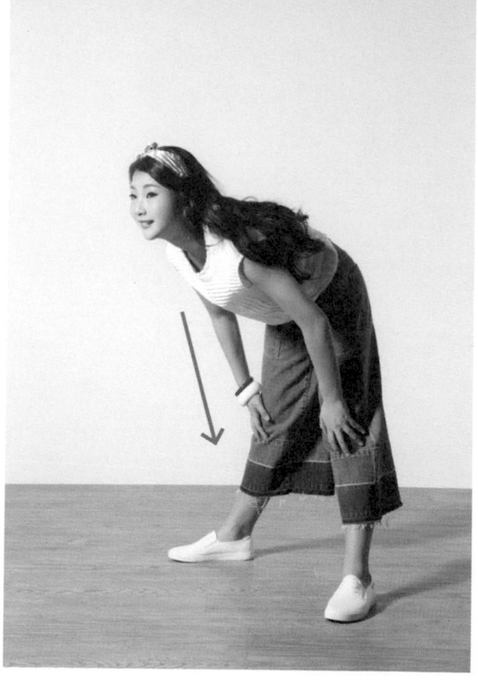

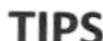

TIPS

手指不要分開，若分開就沒有呈撈氣式拍腿。

2. 左右兩手分別沿左右大腿內側向下拍 9 下，由上而下共做 3 回合。

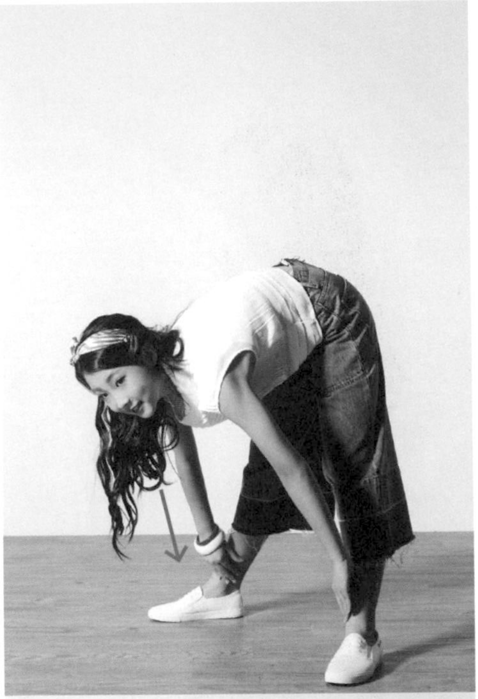

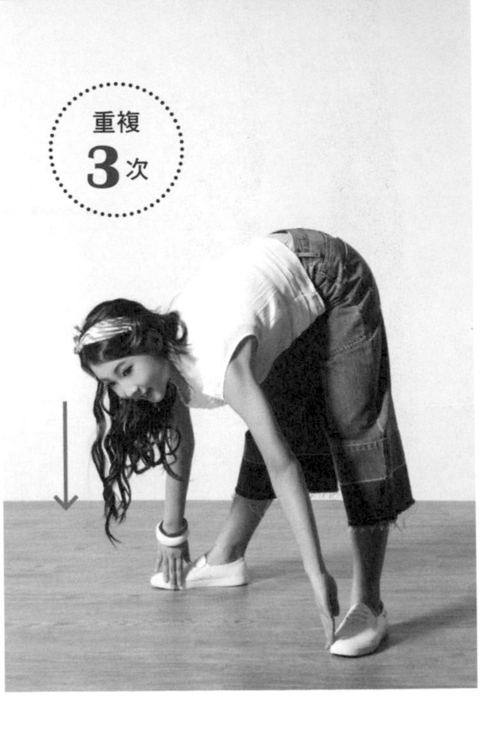

重複
3次

TIPS

向下拍 9 次時要慢慢拍，想像把氣灌入兩腿內。

口碑好最可靠

四點法則發掘好老師

現在健康風氣十分興盛，各式各樣的派別讓人目不暇給，我們要如何能夠在這麼多選擇中找出真正的良師呢？

法則一、老師的品德

有經驗的老師必須有多年的功底，更須具備至少10年以上的授課經驗，因為氣功導師絕對不是3～5年造就出來的。如果你的老師只是到中國去取過幾年經，學了一兩門功法，授課時氣功知識會極為有限，無法及時為你解決練功中所遇到各式各樣的疑問，就要留意是否合適。

真正功力高深的良師，都有著濟世救人和弘揚國粹、造福人群的大慈悲心，因為「氣」的最高境界能參透人世的悲苦，能擁有一顆柔軟寬大的心將自己完全的付出。他所說的一切都必須「實事求是」，對學員認真負責，不論貧富貴賤都一視同仁，而非一般江湖郎中誇大不實的現實作風。

法則二、功力的深厚

功力是由多年的專業及不斷的自我要求而取得。一位功力高深的老師必須有「一專多能」。

「一專」是指長期專業從事氣功研究和教學，而且對自我的要求很嚴格。有些江湖郎中全身橫肉，目凶言劣，氣度狹小，這樣的老師告訴你他有多麼厲害，你又能從他身上學到什麼呢？

「多能」則為一位良師不但會教方法，還要對功理及醫學精通，更要具備對症治療本領、發氣技術、糾正偏差的能力及透視他人疾病，體察「氣」的功能。

法則三、經驗的累積

經驗是我們選擇老師最關鍵的一環。練氣功是一門科學，氣功不像韻律舞和舞蹈那樣可以隨便跟練，在學習的過程中，需有老師從旁指導監督，以其豐富的經驗來判斷學員是否練得正確，因為內氣的調動往往從外在看不出來，而稍有差錯，就容易造成氣機紊亂而誤人。

我們常看到五花八門的廣告說：3分鐘打通任督二脈，1分鐘治好心臟病……現代人追求速成，對於修身養性也希望能速戰速決，包治百病。不要聽信誇大的廣告言語，真正好的氣功老師講求循序漸進，課程安排有理有法，不僅教授功法，更應該告訴你為什麼要這樣做。

課程結束後，應有長年的團練服務，幫你不斷改進，不斷提升，陪伴你成長，無論在身體上、還是在心靈上都能為你適時指引。

法則四、國際知名度

中國許多珍貴的文化遺產，往往因為侷限於中國人自我思惟方式而無法在國際上普及。許多傳授方法還停留在一師一徒，上不傳父母，下不傳兒女，無系統無架構，學生得靠悟性才能聽懂老師的課程。很多在中國盛行的功法，在國外卻無法推廣，面臨只有中國人才學得會的狹小局面。

真正好的方法、優秀的老師不會受語言、文化不同而侷限，要靠學院式的科學教學方式才能在國際上被認同及響應。在國際上能被認可的老師多半著有著作，並被國外醫療團體邀請演講、受到肯定。這點足以證明老師的資歷是被檢驗過的，並且其功法、授課方法不侷限於中國社會，是一種普及的功法，比較安全易學。

白雁講堂 認真思考個人需求，再從師入門

除了上面所提的重點外，很多學員在選擇老師時，較信賴和自己同性別的老師，因為社會上很多趁人危急騙財騙色的惡例。最重要還是決定前不要匆忙，先看看其效果是否真實，冷靜的思考其宣傳是否可信，聽聽口碑的反映是否良好，認真思考自己真正的需要，再從師入門也不遲。

我和母親授課 50 年，建立大量學員口碑，因為學員的口耳相傳就會為我們帶來一批一批的新學員。每次舉辦免費氣動會，都有幾百名民眾慕名而來，他們都是聽了親友的親身體驗，親眼看到發生在他們親友身上的奇蹟，馬上追隨來報下一梯次的課程。因為親友不會為了錢去欺騙，他們的推薦才是真正可靠的見證。

口傳心授效果最好

無師自通本不通

練氣功是一門嚴謹的科學，勿將氣功鍛鍊想得太簡單，沒經過正確指導，隨任意跟隨肢體動作練習，當然沒有效果了。

氣功是一門嚴謹的科學

照著書練、在公園跟著人群練、跟著錄影帶練……很多朋友因為工作繁忙，似乎總是抽不出時間來上課，折衷的方法便是把老師的書買回去，或每天跟著影片練習。還有些朋友以為免費的公園教功，跟著學學不會有什麼大礙，所以為了省錢，就隨便在別人後面跟練，結果不但身體沒有改善，還落得滿身病氣，徒增一些莫名其妙的各種疼痛。

雖然坊間、公園、廣場有很多類似氣功的運動，不要因為是免費的，就隨便跟練。不收費用的多半也不會為你的練功成效負責，更不會為你的個人體質去量身訂做細心指導。

練氣功是一門嚴謹的科學，不像體操、廣場舞、保健操，只要外面姿勢差不多，照貓畫虎的跟著練，也不會有什麼大礙。氣功的練習，除了外在肢體動作要求嚴謹，放鬆的程度、入靜的程度、內氣的走向、呼吸及意念的配合都是重要的環節。在我的書上或網站演示的功法，為了安全起見而特別編排的簡易功法，因為只有這樣才適合照書練習。而除此之外，凡在課堂上傳授的功法，因層次較高，難度較大，比較講究氣機的變化、內氣的走向，所以都不適合隨便跟練。

隨便跟練容易偏差

我為學員們長期安排固定團練的機會，所以每到星期六，台灣、馬來西亞、香港、新加坡很多大小公園就聚滿了各期的學員，大家在一起互相督促，相互觀摩，藉著集體強大的氣場排一排自己一週所產生的濁氣病氣。我們的功法外在優美輕柔，給人一種安詳、喜樂的感覺，每次團練都會吸引很多人圍觀，甚至於在一旁模仿動作練了起來。我的義工助教都是資深的練功者，當然知道這樣的模仿學習是非常危險的一件事，立刻都會上前好言相勸，但少數不瞭解的人，總是會因錯誤的觀念而惡言相向！

記得有一次，我在為學員作室外查功的時候，有位中年的太太忽然氣沖沖的跑到我的面前，焦急地問：「妳這是什麼功法？我練了以後，都不能像他們那樣開開心心的，一點感覺都沒有！」

我仔細的回憶著這位女士的面容，因為我的學員幾乎就算是叫不出名字，但都認得，可是唯獨記不起曾教過這位女士，我用和緩的語調問她：「請問您是我的學生嗎？您是何時開始學功的？學了多久？」她的怒氣在我的詢問下突然消失了，她垂著頭回答：「我沒有去上過課，只是每次看到大家練得很高興，我就跟著一起練了！」問題的癥結出來了，很多人都將氣功的鍛鍊想像得太簡單，沒有經過正確的指導，隨意的跟隨肢體動作練習，當然沒有效果了。

口傳心授才能學到真功夫

佛教有句佛語：「以心傳心」，就是不藉由言語而能將佛法傳給弟子。功高的師父在教授功法的時候，是要和學員心靈相通的。為師者要了解學員的氣，知道學員的心意及身體的病情；學員也能瞭解老師的氣與用心良苦，進而學習到上乘的功法。

我有位日本學員，極熱愛中國文化，自學氣功達11年，家中的氣功書非常之多，但他並沒有因此而受益，10餘年的胃腸病仍舊困擾著身體。當然他的氣功理論知識很豐富，但是也因此被各門各派的理論搞混了，不知所從。後來他參加了我在台灣的課程後，不到1個月，胃腸病和腰椎僵直症才完全改善了，也終於明白了，氣功不是要懂多少知識而已，而是練的時候，能不能夠有氣的感覺。

白雁講堂　反覆調整，循序漸進

古人說真功夫講究「口傳心授」，正所謂「假傳萬卷書，真傳一張紙」。一位經驗豐富的老師可以融合多年的教學經驗，臨床實踐經驗，在短短的 10 幾個小時將一位初學者領進門，省卻了無謂的摸索，減少走彎路的機會，更能將每位學員的進度控制得當以達到最佳效果。

我的課程就分為入門先修、初、中、高、超級等級，每一級的課程學習時間為 10 小時，但每幾階段的課程，我會留給學員一段時間熟悉功法，體會氣感，然後再複習以加強準確性，這樣反覆調整，循序漸進，使每位學員不管年紀大小，是否有練功經驗，有無慧根，都能學得仔細清楚。

動靜要相兼才能互補

每週六是我為學員們特別安排的戶外集體團練日，為的是鼓勵學員能養成堅持練功的好習慣。很多學員忙了一個星期，天天關在冷氣房裡，膀不動身不搖的過著日子，靠的就是這一週1次的戶外團練讓自己享受一番大自然，陶醉在天人合一美好的氣的境界裡，讓身體得到充分的舒展，吐故納新換換這一身的濁氣。每次戶外團練時都會引起周遭圍觀的民眾對我們的功法讚嘆不已，齊說沒想到健身也可以這麼享受，如此優美。

在一次媒體採訪中，我特別教給大家一個簡單又十分有效的放鬆功，包括動作和呼吸的配合，只要覺得疲倦或體力不足時做3分鐘，馬上會有提神的效果。

這個動靜相兼的小方法在媒體播出後，受到相當多觀眾熱烈的回響。有位年長的婦女在電話裡告訴我們：「老師，我之所以打電話來，是因為我只是照著妳在電視上的動作，才做了幾天，竟然困擾我好幾年怎麼都治不好的腰痠背痛都不見了，睡覺也睡得很好，才一個動作就有如此神奇的效果，真是太神奇了！我一定要跟妳把全套功法都學會！」

在我安排功法的組合排列時，其中非常重視的一個原則就是功法套餐要安排得動靜相兼，剛柔並濟，正所謂靜功能補氣養元，動功能導引疏通經絡，而唯有配合得當才能達到最完美的效果。

前面介紹的功法中，上泳顫掌、下泳顫掌、周天顫掌等都屬於動功，而靜功通常需要到課堂實際跟教練上課練習，這樣動靜相兼，效果最完整，也最符合現代人的需求。

白雁講堂　動靜結合才是現代養生之道

入門先修班「和氣舒壓法」，就是最簡單、有效的動療法。每個功法不到 3 分鐘，綜合做起來，也只有 10 分鐘。初學者，通過這樣的先修訓練，可以學習最好的站姿、最佳的坐姿，改善末梢血液循環，有效調動身體元氣能量庫，很多人初學後，都有明顯精神變好，睡眠深沈，不再疲倦，身體放鬆等感覺。

我在「和氣舒壓法」中以動功配合靜功，為什麼呢？理由很簡單，單純的練靜功，要進入「靜」是比較困難的，用動作先將身體疏通，導引氣血運行，引導思想集中，則容易幫助入靜。

所以，動靜相兼的優點是利於外動調身，內靜調氣，克服意守丹田的枯燥，增強練功的持續力，避免初學者出現氣路走逆等偏差。現代人每天工作步調緊湊，連練氣功也講求速效，唯有動靜結合，才能符合每天短短 10 幾分鐘，保你一生健康的現代養生之道。

初學、進階不一樣

練功，要循序漸進

給自己一個規律的時間表，穩紮穩打的奠定及改善身體的狀況。

什麼時間練功最好呢？每天要練多久才對？要練幾次？練多久才會見效呢？這些都是初學者特別關心也是必備的知識。給自己一個規律的健康時間表，不但在持續的幫助上能有堅持性，也能使自己在生活上有良好的正常作息，並且穩紮穩打的奠定及改善身體的狀況。

每日的練功套餐

練功的時間長短與練功的效果有直接的關係。但這並不是告訴你，練功時間愈長，效果就一定愈好。練功的時間安排，要以「一切順乎自然」為原則，千萬不要硬湊時間，幻想多練就一定效果佳。每個人每天安排多久時間練功，要因人而異，如果硬性給自己立下規定，使得練功中產生煩躁情緒，反而會造成相反的結果。

初學者

可以按照不同需求，每次3分鐘來練習單獨功法。例如：壓力大時，趕緊站起來，練習周天顫掌；活力不足時，趕緊練練上泳顫掌；吃完晚飯20分鐘，練練下泳顫掌；晚上睡前，練練洗頭顫掌等。如果想要效果更好，可以把顫掌7式訓練法連在一起練習，每日可以安排1～2次練習，每次10～20分鐘，短於這個時間，達不到改善體質的效果，執意過分拉長時間，急於求成，過猶不及，也不符合循序漸進的原則。

進階者

如果持續練習超過100天，就可以進入進階練習方式。每天早晚各一次，把所有功法連續練習，每天練功可以拉長到30分鐘。如果你是家庭主婦或年長退休的人，也可以比其他的人安排久一些的時間。

重病者

重病者練習之前，請先請教你的醫生，你是否適合練氣功做運動。什麼樣的動作可以做，是否可以流汗或者兩手高舉過頭等。得到醫生的許可再練功，才是安全的。練功時間不能硬性規定，在體力允許的情況下，可以每次練習半個小時左右，但如果身體覺得疲倦，就要縮短練功或者任何時間，最多不要超過45分鐘。

特別注意

1. 你現在有吃藥，絕對不可以輕易停藥。

任何藥物的減少都不可以單憑感覺去自作主張。有時，身體有暫時好轉現象，但不代表你的病情穩定。所以，私自停藥是極其危險的舉動，甚至私自減低藥量也是非常不可行的。任何藥物的增減，必須經過醫生的許可。醫生會在回診時，觀察你的生理指數，這樣給的專業建議，才是最準確的。

2. 如果你正在做治療，不管是西醫、中醫、復健或者民俗療法，都不建議貿然停掉治療。

任何一個疾病都需要多元、全面的治療去幫助減輕。不要自我判斷身體進步的情況而輕易停掉任何治療。特別如果你是重症患者，例如癌症、高血壓、糖尿病患者，停掉治療單靠運動或者氣功是絕對不科學的，反而會讓自己耽誤了治療的黃金期。

如果醫生認為你體力許可，你可以把氣功運動當作輔助，配合正規治療一起進行，才能讓自己有更全面改變體質的機會。

練功前、中、後的注意事項

練功十八問

Q1 練功前多久可以吃東西？

練功與任何運動都一樣，最好吃飯後，隔30分鐘再開始運動。早餐因為分量不大，腸胃經過整夜的消化，基本淨空，因此可以吃完早餐後5分鐘就開始練功或運動。

Q2 喝酒後要多久才能練功？

喝酒後盡量避免練功。如果無法避免，需要等待30分鐘，並且飲用濃茶或者牛奶稀釋血液中的酒精，只可以練動功，不可以練靜功。

Q3 練功前要注意什麼？

練功前要排空兩便，拿掉身上珠寶首飾，摘下眼鏡，穿寬鬆衣服。

Q4 練功前為什麼要喝水？可否喝飲料、咖啡、茶？冰的、還是熱的？

練功前喝水，可以幫助腸胃蠕動，有助於排汗。喝溫熱開水是最好的選擇，如果喝飲料，盡量選擇運動飲料，不含咖啡因的飲料。有高血壓、心臟病以及低血糖、糖尿病者練功前禁喝茶或咖啡，以免造成血糖不穩定或者血壓劇烈變化。

Q5 練功場地上有什麼需要注意？

練功場地盡量選擇平坦、背風、遮陽的地方。

Q6 練功場地附近有什麼禁忌？

練功場地要遠離寺廟、墳場、高壓電、散發臭味的水溝、下水道、地下停車場的排氣口、餐廳的排油煙口等。如果練功附近500公尺內有出殯，應盡量避免練習。還要避免在柳樹、桃樹、芒果樹下練習。

Q7 颱風下雨時，室內外可以練功嗎？

颱風下雨盡量避免室外（即使有遮雨設備）練功，避免濕氣寒氣入侵。室內練功無礙。

Q8 一般手術後，多久可以練功？

一般手術，不包括骨科手術，需要停止練功2週～1個月。確定傷口已經癒合，並且徵得醫生可以運動的許可，就可以開始練功了。

Q9 胸腹腔手術後，多久可以練功？

任何胸腹腔手術，必須全面停功至少1個月，等傷口癒合，任何消炎止痛藥都停藥後，並且徵詢醫生運動許可，才可以開始練功。

Q10 牙齒手術後，多久可以練功？

牙齒手術只要沒有使用麻藥，都可以隔天恢復練功。使用麻藥時，要停功3天。如果牙齒手術有處理到牙骨（植牙、根管治療、拔智齒）則至少停功1週。

Q11 扭傷後，多久可以練功？

扭傷後，無論嚴重與否，都需要注意消炎、消腫的急迫性。不可任由扭傷處腫脹發炎（西藥、中藥消炎都可）。在扭傷處沒有消炎、消腫前，所有功法都要停功。特別是，如果扭傷處 腳踝、腰部、手腕，都是屬於不容易完全恢復且經常復發的區域。這時，盡量不要過度活動扭傷處是最好的修護。

Q12 車禍或意外摔傷後，多久可以練功？

任何車禍、意外都可能隱藏很多看不到或感覺不到的內傷。在這種情況下，多休息、少活動是最好的方式。車禍或者意外後，即使沒有外傷，也要停功3天，沒有異樣，才可以練功。如果有任何骨頭方面的受傷，則需要至少停功3個月，讓骨頭慢慢癒合歸位，不可以任何外力強迫或增加筋骨負擔。

Q13 坐骨神經痛及椎間盤突出發作時，是否可練功？

一般坐骨神經或者椎間盤突出都有慢性期與急性期。慢性期可以隱隱感覺腰痛或尾閭痛，仍然可以持續練功改善。如果處於急性發炎期，感覺腰部臀部溫度升高，疼痛明顯，甚至會有抽痛、跳動等神經發炎的徵兆，就需要全面停功，等發炎期過後，才可以恢復練功。

Q14 頸椎疼痛與微創手術後，多久可以練功？

頸椎屬於身體非常脆弱的筋骨組織，一旦受傷或者鈣化，疼痛不一定明顯，而會以頭暈、視力模糊、容易疲倦、睡眠不好、上半身僵硬、肩頸緊張等其他方式顯現。建議，應該儘快做全面檢查，提早發現錯位或鈣化的病灶。

練功時，不可勉強，不可忍痛練功。即使是微痛，也要先排除頸動脈硬化危險狀況。建議你，年過50歲之後，至少做1次頸動脈以及心臟主動脈攝影檢查，以提早發現隱疾。

微創手術，外在看似沒有傷口，內部仍然組織破壞。而因為外面沒有明顯大傷口，而往往很多人忽略了復原所需要的時間。建議微創手術後，至少給自己2週觀察時間。

Q15 生病時（如感冒發燒），是否可以練功？

感冒期間，只要體力許可，仍然可以照常練功。根據我多年教學經驗，練習氣功者，感冒次數較少、感冒時間較短、感冒狀況較輕。如果感冒已經到發燒情況（體溫超過38度），則需要全面停功休息。

Q16 練功中頭暈需要檢視以下可能性：

1. 沒有吃飯就練功，血糖降低。
2. 沒有睡好，練功中身體偵測到缺氧，產生頭暈。
3. 高血壓沒有控制得宜（或沒有按時服用降壓藥），練功中，因為動作僵硬，造成血壓突然升高。
4. 練功時，動作不準確，彎腰低頭過多，造成頭暈。

5. 練功時，有不當甩頭的動作，造成頭暈。
6. 蹲在地上，突然站起，引發頭暈。
7. 呼吸急促引發頭暈。
8. 戴眼鏡練功，壓迫頭兩側，循環不良，引發頭暈。
9. 突然大量出汗，或者身體受涼，引發頭暈。
10. 感冒身體不適，出汗過多引發頭暈。

無論以上任何狀況的頭暈，都需要立即收功，坐下來，專注呼吸，並且喝熱水，請旁邊友人注意自己的意識維持清醒，保持身體溫暖，如果衣服濕了，立即更換。如果頭暈問題持續，應該立即就醫，不可延誤。

Q17 練功後多久可以洗澡？

運動和練功時，身體毛細孔大開，即使沒有流很多汗，皮膚也處於開洩狀態，這樣的機制有助於身體通過排汗，將一些身體垃圾廢物排除體外。

你是否有過這樣的經驗，運動時，雖然流汗，但等到停下來時，汗還是繼續流出來，甚至越流越厲害？

所有的運動，身體都是慢慢鬆開來的，體內溫度也會因為血液循環的改善而逐漸升高，身體為了達到散熱效果，會用出汗來防止溫度過高。

所以，運動或練功後，身體出汗往往需要一點時間，才會慢慢止住。運動後滿身大汗，的確黏膩不舒服，但仍然需要等待15分鐘，再去洗澡。如果滿身大汗立即洗澡，毛細孔大開沒有門戶控制的狀況下，一點點的寒氣也可以直驅而入，馬上進入臟腑。因此，練功或運動後，等身體稍微降溫，汗稍微收住，再去洗澡比較適合。

Q18 練功後多久可以吃東西？

練功後，身體不僅放鬆，且體能恢復，熱量消耗，這時會出現兩種情況：一是很餓想吃東西，如果這時胃口大開，最好補充一些有蛋白質的食物，植物蛋白更優於動物蛋白。

練功後，無論多麼想吃，也要等5分鐘再吃東西。很多練功的動作都是氣在自動做臟腑的擠壓和按揉，如果這時大量或立即進食，會造成胃部痙攣，引起胃滿脹氣的感覺，久而久之，會罹患慢性胃炎。

第二種情況是，練功後完全沒有食慾，不想吃東西。這類情況通常會發生在平時常吃油膩、外食、吃飯談公事的人身上。很多忙碌現代人，一半以上的吃飯時間都是急急忙忙，胃部被強迫接受一餐又一餐的食物，吃的下也吃，吃不下也吃，胃部早已經被操累到無感。

練功後，身體不僅外在筋骨得到放鬆，內臟也一樣完全鬆活下來，而這樣的放鬆會帶來敏銳的知覺。大腦接受到胃部發射的信號：「上一餐其實還沒消化呢，不要再送下一餐來」，這種身體自動讓胃部休息的機制，才是我們為健康把關的重要標準。

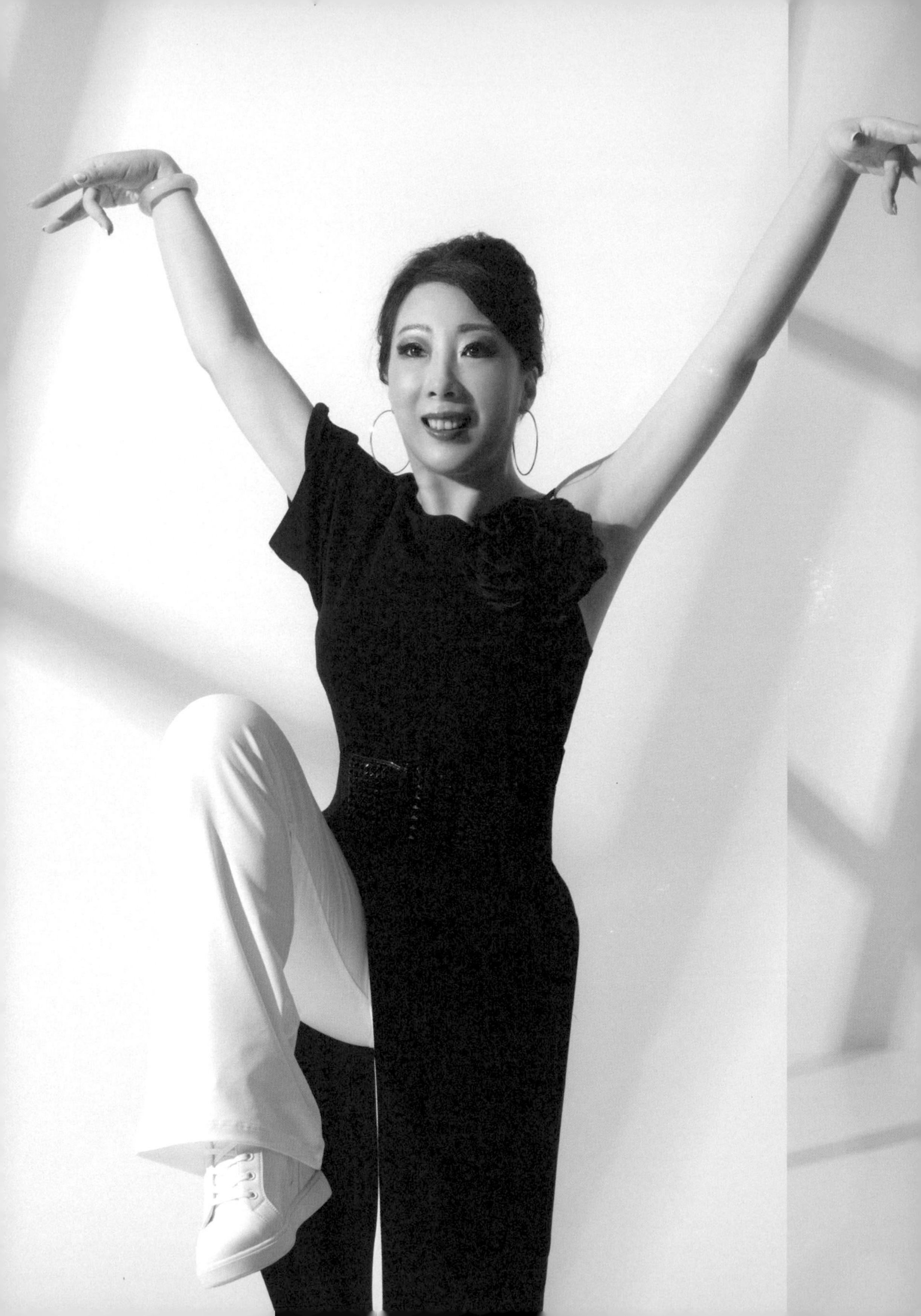

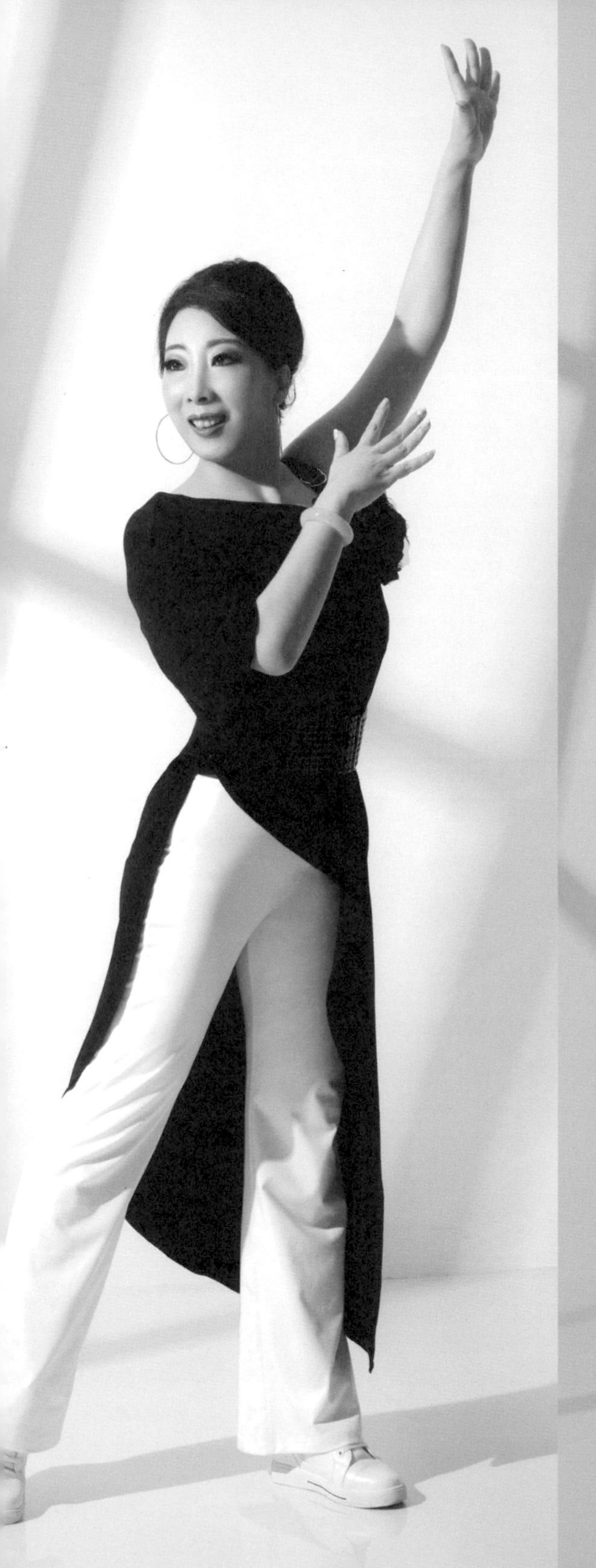

Chatpter

6

氣功自癒的祕密

預防勝於治療

白雁五療，全面呵護健康

氣學養生不僅是一種運動方式，更是一種生活態度和技能。當五療全面結合在一起，自我療癒機制將更加完善。

健康的品質需要全方位的維護，從生病到治病，病情穩定到完全康復，都需要有全能、全效的思維。前面章節，書中教授了在國際推廣30年，超過50萬人都在練習的自救術。這個章節是顫掌的輔助章節，我希望介紹大家「預防勝於治療」的理念，藉由「白雁五療」整合，帶給大家不生病、少生病的生活模式。

氣學養生不僅僅是一種運動方式，更是一種生活態度和技能。當五療全面結合在一起，自我療癒機制將更加完善，就能達到預防疾病和延緩衰老的功能，這才是我們健康最有力的依靠。

醫療，治病的主要途徑

現代高科技醫療日新月異，先進的檢測手段、定期的健康檢查、及時的就診、吃藥打針，是治療疾病的主要途徑。我常勸導學員們，生病時，第一件事情是有賴專業的醫療檢查及治療，才不會因此延誤病情或對病情瞭解不夠。

你或許聽過很多自然療法或者氣功，向人保證任何疾病都能治好，甚至告訴病人，不用去醫療，光練氣功就能治病。其實，這是非常片面的講法。氣功絕對不能包治百病，氣功要發揮最好的效用，是在醫療的基礎上，輔以氣功養生和運動，用意志力堅持每天練習。如果只是期盼氣功是神功，一下子病就消失了，那都是迷信，也是不可靠的。

我對學員的建議是，醫療要放第一，但是看醫生不是唯一可以做的，當病情穩定下來後，如何讓自己體力恢復、身體復原，並能夠慢慢走回健康這條路上，食療、氣療、動療、心療、場療這「白雁氣功五療」就非常重要了。

健康小教室 **健康的定義**

世界衛生組織（WHO）對健康下了定義，「健康不只是消除疾病或虛弱，而是身體、心理、社會適應和道德四方面皆需健全」。換句話說，健康需要全面的維護，生命無法用單一種方式來保養，這與我一直以來提倡的五療不謀而合。

一療：食療，藥補不如食補

中國古人很瞭解藥補不如食補的重要性，飲食養生之道對身體健康的調節非常重要，你吃下什麼、你什麼時候吃、你怎麼吃，造就了你的體質及體態。舉例來說，很多家庭夫妻之間、兒女之間，除了外表長得像以外，一家人的身材體態也很相似，甚至很多夫妻患有同樣的疾病，通常都是長期飲食習慣造成的體質病變。我在全世界推行的食療養生法，提倡7天淨腸排毒，源自道家秘傳的「辟穀法」，試過的人體重減輕、宿便排出，而且腰圍減少、皮膚光亮，整個人都年輕起來。

目前我在全世界還成功推行了「六音理臟法」，也是食療的一個重要課程。課程中從認識消化系統的構造開始，例如瞭解蛋白質對胃酸的重要性；小腸為什麼會是身體過敏的病原；肝膽最怕惡質的油品；血糖原來是跟進食的順序有關係；大腸中的益生菌才是身體的免疫力戰士等觀念，且配合透過發音振盪臟腑的功法，可說是一套非常完整，全面的結合了營養學、生物學、經絡學的食療養生法。

二療：心療，慢中生智慧

現代人萬事求快，忙中出錯，每天讓自己忙的焦頭爛額，壓力大、情緒差，各種慢性病也找上身。一位多年沒見的朋友跟我分享了最近的體會，他說之前拿到了大訂單，開心的不得了，急著趕工出貨，想快點拿到錢，原本要3週的工作天，他動用了所有的人力、資源，在7天就完成。

交貨時，他信心滿滿，沒想到驗貨不到10分鐘，就被退貨，原因是產品毛邊太多，需要全部重整一次。結果重整比從零製造花上雙倍的時間，原料成本又已經花下去，只好埋頭乖乖一個一個認真的修，整整多花了2週，再加上驗貨，最後交貨遲了1週，還多花了加班的人力費、遲交的違約金。趕工的1個月時間，他因為精神壓力大，嘴巴潰瘍，胃酸過多，腰痠背痛，焦慮發作甚至惡夢連連。不僅錢沒賺到，還生了一場病，這個教訓讓他深深體會到什麼叫欲速則不達。

你是否也有過類似的經驗呢？想趕緊把事情做完，最後卻花更多的時間來修補受傷的身體和心靈？現在社會競爭，每個人都想用「快」來證明自己，比別人快就比別人強；網際網路的競爭下，更是非「快」不可，人人都被強迫要做得快、想得快。

古人說過兩句話，「急中生智」和「靜極生慧」，兩者是截然不同的層次和效用。「急中生智」是說，情況緊急之下，逼迫出聰明的解決方法；「靜極生慧」是說，放鬆，不刻意強求的情況下，心中自然顯現的靈感與智慧。

我認為忙不一定會亂，也不一定要老是急中生智，事情多有事情多的作法，所謂心急吃不了熱豆腐，關鍵在於我們是否能讓自己的心靜下來，讓自己有條不紊的按照生命節奏做事情，並且養出「靜極生慧」的能力。

健康小教室 認識蓮花養心法

越來越多國際醫學專家也認為，負面的情緒是造成諸多疾病的主要原因。所以聖經說：「喜樂的心是良藥，憂傷的靈使骨枯乾。」忙碌的現代人，很少見有快樂、安詳的心靈，因為承受著多方面的壓力，所以心靈被多種的毒素傷害，使得健康受損，因而影響身體免疫功能，導致抵抗力越來越差，人就更容易生病。

其實，隨著季節變化，人也應該要跟著轉換，才能達到「順天地大自然之氣」。但是當我們元氣虛弱或者病體堵塞時，人體內的氣不再有順應季節變化轉換的能力，很容易舊病復發或者隱病浮起。

這個時候練習「蓮花養心法——蓮花功」，不僅幫助體內元氣轉換，也能讓心情坦然，變成身體疏活的推動器。

我在企業推廣「蓮花養心法」，並通過社團幫助員工堅持練習，每次10分鐘，心情放鬆、情緒舒展，靜極生慧的狀態下，工作情緒變好，工作效能提升，成功幫助了近百個企業數十萬名的員工，在工作中也能找到安詳和喜樂。

以我的例子來說，我是4個小孩的媽媽、全職主婦，也是全球十幾個地區的老師，還要訓練上百個教練、助教，不時也要接受媒體採訪，24小時幾乎不夠用，飛機當計程車在坐，雖然如此忙碌，還是能透過練習時尚氣功，放鬆身體，安定雜亂的心念，把負面能量排除，用喜悅的心面對每天的挑戰。想要知道我心情愉悅的絕招嗎？介紹大家認識一下蓮花養心法，這個能瞬間轉換負面情緒的絕佳心療法。

三療：動療，流水不腐

生命在於運動，所謂「流水不腐，戶樞不蠹」，不活動的軀體，如同行屍走肉一般。選擇適合自己的、有規律的運動，可以解除焦慮緊張，使身心得到調節。

運動分很多種，不科學的運動反而讓身體提前磨損；不正確的運動也會帶來運動傷害；不適合自己的運動，絕對是一項耗氧的負擔。特別是身體虛弱者、元氣不足者，可能更沒有精力體力進行一般的運動，這時就要選擇較緩和、緩慢的養生運動，例如氣功、太極拳、瑜伽等，才能在不損耗體力的前提下達到運動效果。

四療：氣療，善養浩然正氣

《黃帝內經》提到：「百病皆生於氣，以氣養生，知之則強，不知則老。」；又說：「氣者，人之根也」，說的是人的生命如同一顆大樹，元氣是樹根，只有抓住補養根本，才能達到整體的生命力旺盛。

「養氣」是一種根本的、整體的自我健康法。特別是配合呼吸調節的「納氣心法」，練習後，呼吸更深長，大腦更清醒。元氣旺盛了，氣血循環就改善了；經絡暢通了，疾病就消除了。

在過去的教學經驗中發現，養成長期練氣功的習慣，不但可以幫助醫療後的復原情況，且有效改善體質，能夠少生病甚至不生病，生活習慣也會改變。

很多學員分享說，練習氣功使得思維清晰、精神放鬆、壓力消除、心情快樂、體態輕盈，這種不需要場地，隨時可行，輕鬆舒適的增補元氣法，幫助很多人彌補了運動不足的狀態，是最有效的自我健康管理方法。

五療：場療

作為大自然的一份子，人離不開天地這個場域，萬物的生長凋零都跟這個場域息息相關。《黃帝內經》就提到「夫四時陰陽者，萬物之根本也，所以聖人春夏養陽，秋冬養陰，以從其根」，順應四時來養生，就等於搭上能量場的順風車，反之如果違背天地運行的法則生活，就容易走向損命一途。

一年四季中，有個運行不已的規律，也就是春生→夏長→秋收→冬藏，順應這個規律，人的身體機能就可以適時的補養，減少耗損。以我多年的經驗，春天適合做抒發肝氣的運動，滋生舒暢的情緒；夏天要常保快樂的心情保養心氣，也可以多練些動功；秋天要讓心思安寧，開始練習一些收斂的功法；冬天要減少勞動，著重在補養的功法。

結一顆生命樹，費時100年，枯萎只需1年。健康的身心靈，是要靠養生五療全面維護，缺一不可的。人最寶貴的是生命，而生命最寶貴的是自我的改變。養生需要從觀念改變做起，除此之外，找到潛藏在身體內的自癒本能，也能將健康掌握在自己手中。

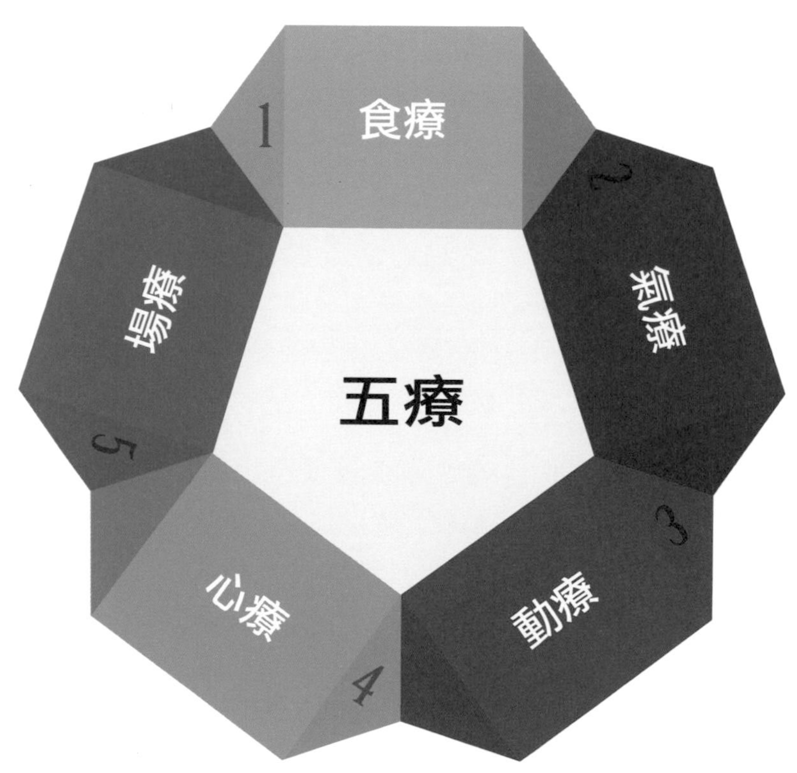

吃的好不如排的清

食療，順應四氣調節最有效

在對的季節吃對的食物，可以事半功倍，把食物的精華發揮到最大；但如果吃錯了，好東西都可能成為體內毒藥。

健康，是一種身心、氣血、陰陽都能平衡，讓人感到舒適、無病痛的最佳狀態；如果失去平衡，就是往偏斜方向發展，健康不在，人就會開始出現各種不舒服現象。

對很多亞健康族群來說，受苦於身上的大小毛病和疑難雜症，卻還不到生病就醫的程度，這時，「白雁五療」的配合就非常重要。以我多年教學經驗來看，即使是先天體質不良，經過後天補養都能有所改善；而後天失調導致體質變差，也能通過及早調整個人體質，早日重返健康。

排濁毒 體內淨化必殺技

現代人每天呼吸有毒的空氣，吃進各種不安全的食品，身體天天產生毒素，若不能每天代謝乾淨，濁物和毒素就會進入血管、臟腑，侵害我們的身體健康。所以市面上總是盛行各種排毒方法，吃的、喝的、用的、推淋巴的、穿在身上的；有的不易進行，有的很難持續，有的要花很多錢，何況久久來一次排毒根本緩不濟急。

其實，百毒都由口而入，而吃進去的毒素可以通過人體五大排毒管道，分別是腸、肺、皮膚、肝、腎來排出。對應於身體的排毒反應就是排便、排汗、排痰、排氣（包括上方的打嗝，下方的排氣），以及排怒氣和邪氣（情緒上的疏通）。只要每天維持身體排毒管道通暢，就算吃進毒素也不用害怕，因為通暢的身體根本不會給這些毒素落腳的機會，當天吃進去，就當天排出去了。

舉例來說，每當我們練習和氣舒壓法幾分鐘後，開始打哈欠、流眼淚、流鼻涕、打嗝、放屁，這些都是身體內在氣血循環旺盛，氣通暢而開始排毒的反應。不論任何季節，在練習顫掌3分鐘後會開始微微出汗，這樣每天出點汗，對於身體排毒的幫助很大。

另外，每100天做1次深層的「辟穀排毒法」，排毒效果更明顯。很多學員一天不吃，照樣能排出汙穢排泄物，有的呈現黑色油膏狀態，還有的是裹住白色黏膜的糞便。這些不僅僅是宿便，更是寄居在身體裡面的毒素，把這些毒素排出去，就能換回清爽的身體。

「辟穀」不是斷食、不用挨餓，是以氣功排毒補氣的「食氣療法」，也是我帶領學員每年定期實行的返老還童祕法。根據多年教學經驗發現，經過食療辟穀後，人體內白血球數量正常甚至倍數增加，能有效改善身體各種炎症，調節消化系統、神經系統，而且安全無副作用。

另外，辟穀法能根本改善人體營養的吸收效能，辟穀期間有效清除腸中宿便，可以使肥胖者瘦下來，過瘦者增重，皮膚光潔有彈性，對人體的消化吸收排泄有雙向調節作用。許多學員分享，持續練功後不僅吃不胖、不復胖，更驚喜的是，因為腰腹瘦了，看起來還有瘦腰、豐胸、提臀的意外塑身效果。

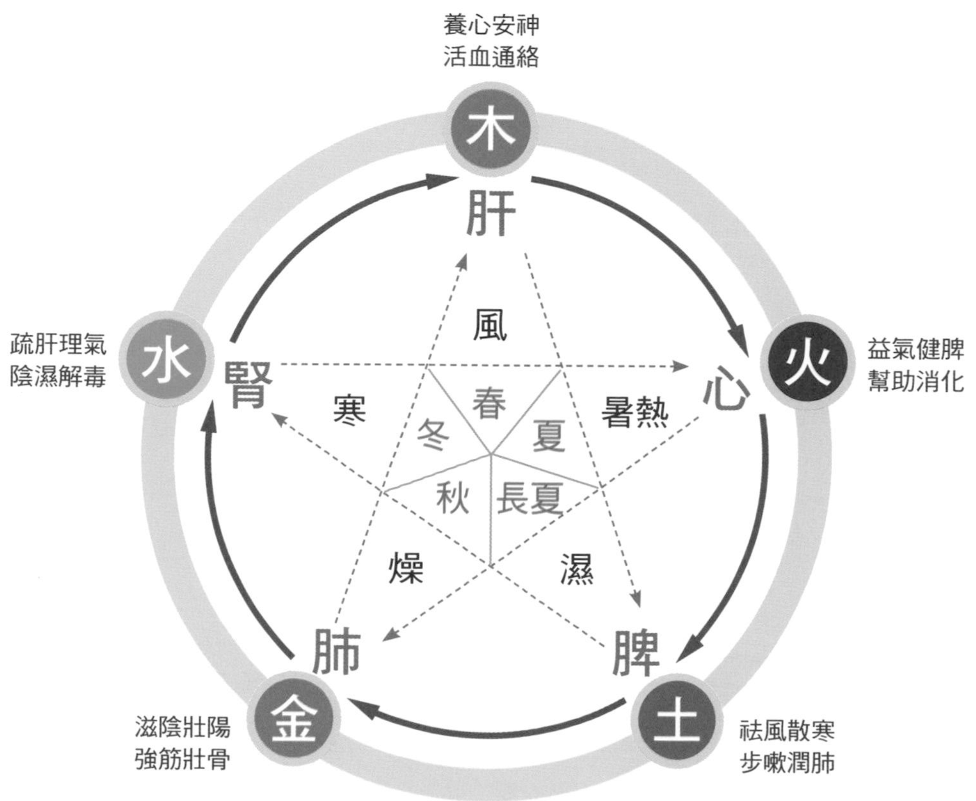

四季養生食療

民以食為天，吃，是人類生存的基礎需求。根據節氣、四季來調養身體，通過食療來順應天地之氣，是養生保健中最重要的一環。在對的季節吃對的食物，可以事半功倍，把食物的精華發揮到最大；如果吃錯了，好東西，都可能成為體內毒藥。

春天怎麼食療？

充滿生機和希望的春季，萬物蠢蠢欲動，包括身體潛藏的元氣，也在春天等待新生的契機。

春天，是重生和淨化的季節。《黃帝內經》寫道「春三月，此為發陳」，春季三個月，就是身體大掃除，把陳年舊氣一掃而空的契機點。做事情，調身體，都要跟上天地的腳步，隨著大地的氣機行事，不費力就能達到排毒、排濁的效果。

排毒第一招，春天多吃發芽向上的綠色蔬菜，尤其是咬起來清脆有聲音的蔬菜，最符合陽氣升發的特性。例如：韭菜、竹筍、豆芽、苜蓿芽、黃瓜、大豆苗、蔥等，都是生機勃勃的生陽聖品。民間在立春這一天有「咬春的習俗，除了常見的春餅、春捲、蘿蔔生菜，各種春季的新鮮蔬菜都咬一咬，不但可解春睏、防生病，也有象徵迎新春的意味在。在對的季節，吃對的當季蔬菜，是養生一大法寶。

夏天怎麼食療？

夏季在五氣中對應為暑，在五行中為火。高溫的天氣，會導致人們煩躁、上火、失眠等一系列的症狀，夏季的暑熱容易使身體產生內熱，「防火消暑」就成了夏季養生的一大要務。

現代人夏天怕熱，但就算待在冷氣房裡也會中暑。我們在戶外走動時，新陳代謝正常，出了汗會有降溫的效果：但在冷氣房中，毛細孔都閉住了，暑氣進到身體裡無法化開，沒有宣洩的管道，忽冷忽熱更容易中暑。這裡提供防中暑的小祕訣，就是「進冷房時先喝熱水，出冷房就喝溫涼的水，但不能喝冰水」。

若自覺有上火的感覺，或有中暑的反應如頭暈、肩頸緊繃、視力模糊、心神煩躁、手指肚如脫水般有條紋的皺摺等，就表示有些輕微中暑了，光補充水分是不夠的，因為腎氣已護不住水分，水一下肚很快就會排光。這時可以喝綠豆湯，以及刮痧來舒緩中暑症狀。

夏天喜愛在戶外練功或運動的人，最好在脖子上掛一條毛巾，除了擋太陽，還能幫忙把汗吸掉，也能防止後頸部位過度曝曬而中暑。如果仍有揮之不去的疲倦感，可以喝糖鹽水或加糖的麥茶，也可以稍加補充含鉀的食物如玉米、紅薯、大豆、香菜、毛豆、芹菜等，都是適合容易大量出汗、夏天懶動或頭暈的人食用。

秋天怎麼食療？

秋天萬物乾枯凋零，氣候乾燥，要注重防燥養陰，養生之道離不開潤燥、暖體、養肺、益氣。在飲食調養方面，應以清潤、溫潤為主，適合多食用秋梨、蘿蔔、柿子、淮山、藕、百合、蓮子、銀耳、芝麻、蜂蜜等生津養陰、滋潤多汁的食物最適合潤養身體。

中醫認為秋屬肺金，酸味收斂補肺，辛味發散瀉肺，所以秋日「宜收不宜散」，可適當多食酸味甘潤的果蔬；少吃辛辣燒烤等燥熱食物，避免加重燥氣；還要避免熬夜或喝酒加重燥象。

健康食堂

秋梨潤肺膏

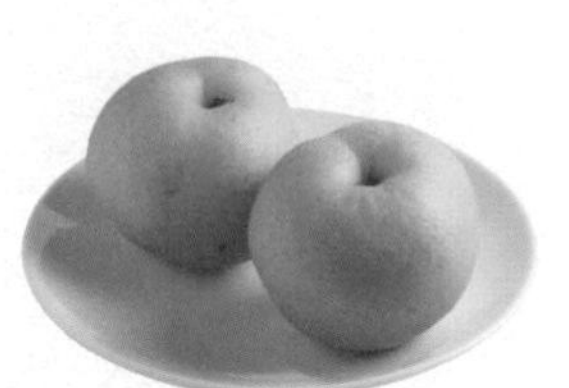

功效：潤肺止咳。

材料：水梨、冰糖、川貝或朱貝。

作法：

① 準備水梨1個，中間切一半，將核取出，並且挖1個半圓小坑。

② 冰糖、川貝或朱貝擣碎後，放入小坑。

③ 放在碗中入電鍋中蒸40分鐘，待梨軟後，取出放冷。食用時梨肉、梨湯、朱貝都要一起吃。

秋分以後，氣候漸涼，是腸道傳染病的多發季節，因為胃腸道對寒冷的刺激非常敏感，不適合吃太多陰寒食物，特別是瓜果類。尤其患有慢性胃炎的人，除了注意胃部的保暖，生活規律外，也要避免緊張、焦慮、生氣等不良情緒的刺激，面面俱到以應秋天容平之氣，就是最佳養生之道。

冬天怎麼食療？

立冬，是冬季的第一個節氣，也是人們補氣的最佳時期，於每年的11月8日前後，太陽到達黃經225度時開始。

「立，建始也，冬，終也，萬物收藏也」，立冬意味著冬季的來臨，陽氣潛藏，陰氣盛極，草木凋零，萬物活動趨向休止，以冬眠狀態養精蓄銳，為來春生機蓬勃作準備。

中醫認為：「寒為陰邪，常傷陽氣」，人體陽氣好比天上的太陽，賜予自然界光明與溫暖，失去他萬物無法生存。同樣，人體如果沒有陽氣，將失去新陳代謝的活力。所以，立冬後的起居調養切記「養藏」陽氣，練功也要以收藏、補養的功法為重點。

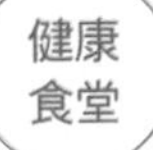

立冬食譜｜**黑芝麻粥**

功效：補益肝腎，滋養五臟。

配料：黑芝麻 25 克、粳米（糯米）50 克。

做法：黑芝麻炒熟磨成粉末備用，粳米洗淨與黑芝麻入鍋同煮，旺火煮沸後，改用文火煮至成粥。

我是天空最快樂的大雁鳥

心療，喜樂的心是良藥

當心被多種毒素傷害，會影響身體免疫功能，人就容易生病。而白雁氣功十分強調心，是否每天以喜樂的心練功，這點非常重要。

負面的情緒是造成諸多疾病的主因，所以聖經說：「喜樂的心是良藥，憂傷的靈使骨枯乾。」忙碌的現代人，很少見有快樂、安詳的心靈，因為承受著多方面的壓力，心靈被多種的毒素傷害，使得健康受損，影響身體免疫功能，導致抵抗力越來越差，人就容易生病。

在教功的過程中，我不會一開始就糾正學生的動作，而是先調整他們的心態，從初級班開始，不斷灌輸他們：「我是天空中最快樂的大雁鳥」、「面帶微笑，意念青春」，這都是在調心，沒有喜樂的心，做良藥的引子，就出不了好功效。源自道家氣功一脈相傳的白雁氣功，至今仍十分強調心，練功時，你的心在不在功法上，是否每天做到以喜樂的心練功，這點非常重要。

負能量帶壞健康

有人說，真正會治病的醫生，除了看病情，還要會看心情。因為心理狀態絕對會顯現在身體上，如果醫生只負責治療身體的病痛，而病人的心理、心靈和生活模式不做改變，那麼再高明的醫藥和手術，也只是治標不治本。

一個人之所以會生病，多少都跟他的情緒、信念和性格有關。有這樣的例子，一個女兒幾年前查出乳腺癌，幾年之後媽媽也患了乳腺癌，她們的患病原因跟家族遺傳有一定關係，但是女兒患病那幾年，媽媽的心情特別壓抑，長期心情抑鬱也可能是導致她得乳腺癌的誘因之一。

再舉個例子，有一個人總是認為自己的心臟有毛病，久而久之，這樣的信念加上伴隨而生的焦慮情緒，就真的開始影響他的心血管系統。當心臟感到不舒服時，這個人去看醫生做檢查，結果顯示確實得了心臟病，他更確信自己的信念沒錯。但是，他從來沒有想過，這種「相信心臟有毛病」的信念，會讓他的身體啟動一連串生病的真實反應！

不良情緒，攻擊身體器官

世界心理衛生組織曾指出，人會以攻擊自己身體器官的方式來消化不良的情緒，特別是在消化系統、皮膚和生殖器官上面，自禦與自癒能力都會逐漸減弱。

加拿大不列顛哥倫比亞大學的研究發現，消沉情緒會增加癌症病人的死亡率。病人的情緒，攸關治療與癒後情況的好壞，一個性格樂觀、開朗、積極、正向的人，抗癌效果往往比較好；而一個負面情緒滿載的人，生病機會較高，預後情況也較差，可以說，好情緒是一帖良藥，壞情緒卻是一劑毒藥。

我們的身體其實包含了我們的潛意識，而過去的經驗、記憶與精神創傷都會成為潛意識，刺激並影響著我們的身體。每當我們壓抑了不好的情緒或壓力，會變成潛意識累積在身體裡，細胞活動也會受到阻礙或毀損，身體會出現緊繃、痠痛或氣血阻塞的現象，長期下來就可能發展成細胞病變與疾病。

情緒是內毒，發炎找出口

根據美國亞特蘭大疾病控制中心的統計資料顯示，90%的健康問題都跟精神壓力有關。情緒是造成現代人身體失衡、健康失調的重要因數。

以腫瘤的發生來說，跟人體的免疫有密切相關，而憤怒、驚恐、抑鬱、悲傷等負面情緒，更是毒化細胞的一大兇手，足以減弱人體抵禦疾病的能力。

健康小教室　情緒，影響你的身體細胞

如果比較一下正常細胞與癌細胞的樣貌，會發現正常健康的細胞長的圓潤飽滿，富水分有活力，排列整齊有秩序；反觀生病的細胞，皺巴巴還扭曲變形，排列也很不規則，就像是癌細胞。

我們很容易從一個人的臉上，看出他的情緒起伏與心情好壞。心情愉快的人，經常笑臉迎人、表情柔和、神采奕奕、嘴角上揚，他的開心和喜悅都有感染力；心情不好的人，臉上總是愁眉苦臉、面部肌肉緊繃、皺紋摺痕多、嘴角下垂，嚴肅的模樣讓人不敢接近。

特別是人在憤怒時，臉部表情也是扭曲變形的，看起來就像生病細胞的樣子；可想而知，如果一個人長期浸泡在不愉快的有毒染缸裡，身體裡的細胞也會變得跟臉上一樣苦哈哈、皺巴巴，久而久之甚至發生突變而癌化。

美國哈佛大學研究也指出，經常隱忍、壓抑情緒的人，比起正常表達情緒的人，罹癌風險要高出7成。一個人的精神和情緒，與罹癌有直接或間接的關係，不良情緒或精神創傷都有可能誘發癌症。

情緒失調，造成氣血失衡

中醫有「七情致病」的說法，就是指情緒的失調，會造成臟腑的損傷，當心情抑鬱、愁悶不解、情志不舒時，會影響到臟腑活動與機能運作，導致氣滯血瘀，或痰火濕毒凝結，進而形成腫瘤。

情緒影響細胞分裂，以女性乳腺癌來說，除了晚婚、晚生、不生等因素外，在夫妻關係不好的情況下（如外遇、暴力、爭吵等），罹患乳腺癌的機率也較高，這跟女性容易生悶氣，較難抒發怒氣和怨氣有關。

在五行學說中，肝木克脾土，肝木不合則傷脾。人生氣時會調動肝火，不但傷肝膽也會傷脾胃，而乳腺走的是胃經（人乳就是食物運化而來），當肝氣鬱結，造成脾失健運，就容易誘發乳癌。

此外，大腸癌除了久坐、飲食、排便等不良因素外，從情緒因素來看，病人多是隱忍不發的個性，通常性格憂鬱、情緒壓抑的人，罹患癌症的機率要高很多。這類人經常壓抑內心的憤恨不平，某種程度上是一種自我否定的傾向，認為自己沒有憤恨的權力，總是強行抑制負面能量的流動和宣洩，於是這股壞能量就在身體裡亂行亂竄，最後形成疾病的根源。

所以，中醫說「百病皆生於氣」。無論是甲狀腺結節、乳腺結節，或是身上其他部位的腫瘤，都與「氣」的不調有一定關係，而壞情緒所產生的心毒若不能好好疏散，就會引發人體的氣血失調。

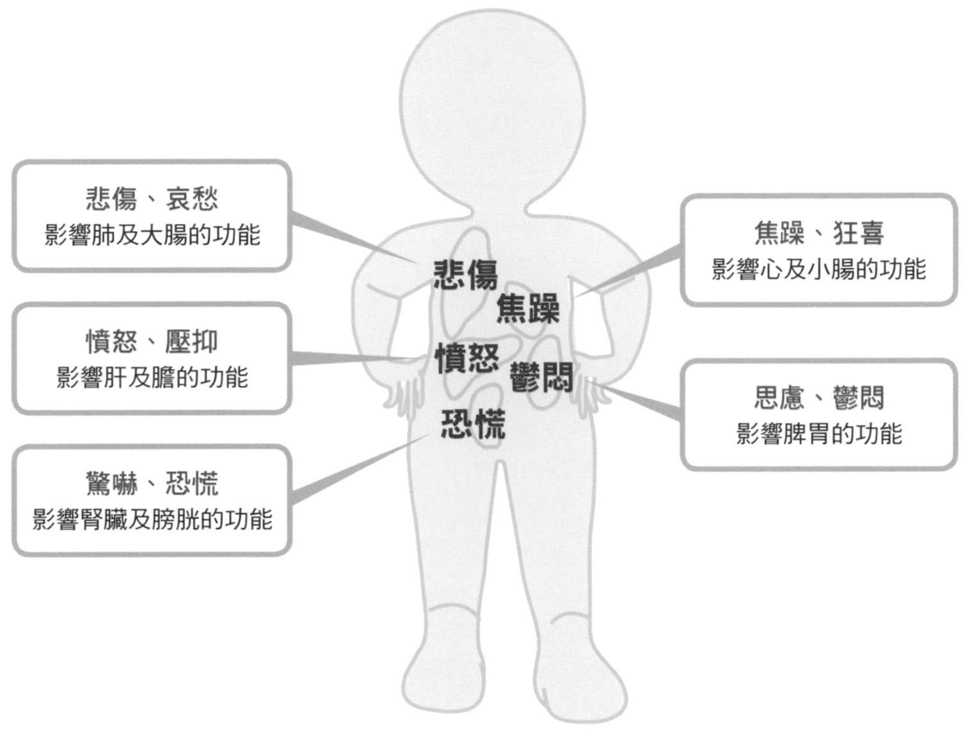

修煉情緒是解藥

人的性格很難改變，但情緒是可以被疏理的。一個人充滿快樂情緒與積極思想，會為身體帶來正面快樂的能量；反過來說，一個總是負面思考的人，他的身體每天被負面情緒佔滿，又怎麼可能會是健康的？中醫也說，情緒失調會直接損害我們的內臟，所以要避免情緒異常波動，帶來病情加重或反覆發作。

如果情緒會帶壞你的身體，那麼修煉情緒就是最好的解藥。想要徹底改變身體問題，每天練功不只修身也要修心，尤其「喜悅的心」絕不可少，否則每天動手動腳練再多，也只是外練筋骨皮，心裡面那口怨氣仍然躲藏在身體最深處，沒有情緒出口，就會持續跟「病」糾纏。

我在課堂上教導學員練習白雁時尚氣功時，不斷深植愉悅的意念在我們的潛意識裡，就像「我是天空中最快樂的大雁鳥」、「面帶微笑，意念青春」等口訣，就是讓功法生效果，讓動作出效能的催化劑，而且練習久了，我們真的能做到身心合一。

所謂「心病還要心藥醫」，確切來說，老師或醫生治不好你的病，只有自己放開堅持，放下主見，除了勤練以外，更要做個傻練的學生，時間拉長，眼光放遠，你就會發覺，心開了，氣足了，病自然就好了。

選擇適合自己的動療

動療，生命在於對的運動

要維持良好的循環，動療最好的效果是微流汗，這種微流汗，啟動身體良好的循環，是動療見效的指標之一。

動太少，身體變虛弱

沒有運動習慣的你，是否覺得運動一定要汗流浹背，肌肉痠痛才有效呢？其實正好相反，能調動內在氣血循環的氣功養生法，對少動的身體反而是事半功倍的運動捷徑。久不運動的身體，就像太久沒用的機器，要運轉之前，潤滑與補養是第一要務，其次才是提升新陳代謝。

俗話說：「久臥傷氣，久坐傷肉」，無論躺著、坐著、站著不動維持一段時間，就算你沒做什麼事，也一樣會因氣血循環不良，筋骨僵硬痠痛，甚至有的上班族坐久了，走路會覺得腳空空的，感覺雙腿無力。這其實就是明顯的氣血循環不良造成氣虛、氣瘀的問題。

氣血循環不好，身體就會瘀堵，一旦瘀堵，所有的生理機能都會受到影響。吃進去的東西不能有效送達臟腑，臟腑吸收不到養分，還需要空轉，就會耗損元氣。臟腑沒元氣，更不可能將養分運送到四肢末梢，這也是許多上班族手冷腳冷的原因。

週末大量運動，能彌補少動？

有很多人認為，只要趁著週末汗流浹背的大量運動，就可以恢復氣血循環。但聰明的你想一想，年久失修的機器，忽然面對大量的工作，對機器來說是負擔還是幫助？我有許多學員，都是科技人、工程師，在來學習氣功之前，不少人因為週末大量運動造成運動傷害，就是因為關節、筋骨已經太久沒動，加上長時間勞累元氣虛弱，不知道身體能負荷的程度，越動越累，常運動受傷。

運動是好事。只是運動要依身體狀況來調整，不同的運動有不同的屬性，這也是健身運動無法取代氣學養生法的原因。一般的健身運動像是慢跑、游泳、打球可以有效消耗熱量，提高身體的肌肉含量，非常適合體力充沛，活力滿滿的人；而懶人氣功更適合平時不愛運動的懶人族，直接帶動氣血循環，重新啟動臟腑機能，同時兼具補養與疏通、排濁的效果。

懶人氣功最適合現代沒有時間，不愛運動的你。每個功法只要3分鐘，就能補養元氣，也幫助排毒。少動族身體毒素的排出失衡，毒素就是身體裡的濁，身體堵塞了，濁就排不出去，隨之而來就是代謝出問題，身體沒有力氣將濁氣排出，沒吸收利用的養分也囤積成毒素、濁氣，小腹逐漸變大，體重逐漸增加，精神體力卻愈來愈差，年紀愈大，各種毛病就上身，這幾乎是所有現代人難以掙脫的惡性循環。

美國腎臟疾病期刊（American Journal of Kidney Diseases）最新的研究發現，8成左右剛跑完馬拉松的人，他們的腎臟就像剛作完心臟手術一樣，過度勞累，受到嚴重的損害。該研究表示，劇烈慢跑容易造成身體脫水，超量的運動讓肌肉過勞，造成腎臟嚴重的負擔。

健康小教室　一般運動和練氣功的不同

1. 流汗

運動後的流汗和每天修練氣功的流汗有所不同。運動後因為心肺功能加快，汗會如雨般流下來，這多為大量的水分流失，是身體代謝及降溫的一種自然反應。每天的氣功修練，有時身體並沒有太大的肢體動作，心跳和緩地加速，身體微微出汗，不僅頭上冒汗，背部脊椎兩側也會滲出汗來，表示全身的經脈都被調動起來，氣血運行順暢，濁氣濁物隨汗排出體外，相當於身體的徹底大掃除。

2. 流鼻涕

許多人在季節交替，或是鼻敏感或支氣管、呼吸系統有問題的學員，在每天練功後都會出現流鼻涕、流眼淚的排寒、排濁現象，這是一般運動後比較少出現的現象。

3. 打哈欠

如果你是疲倦一族，那麼每天練功後，最明顯的就是哈欠連天了，這代表身體欠了太多睡眠債，在排除倦氣的排濁反應，通常哈欠打完，身體都會輕鬆很多。這跟一般運動後往往身體更加亢奮或透支體力覺得累有很大不同。

跟我練習白雁時尚氣功的人往往發現，相較於運動，他們開始出現排氣、排便和微微的出汗現象。這些都是很明顯地排濁現象，也象徵人體的生理機能重新啟動了，勤練的人常會發現，隨著每次練習，所排的汗會愈來愈滑淨，每天都規律的按時上廁所，營養吸收變好了，身材沒有發胖，精神體力都變好。這都是氣血運行，體內淨化，元氣恢復的最好證明。

書中教了我多年來在國際間推行非常成功的3分鐘顫掌，就是希望提倡每坐1小時，就起身活動3分鐘的習慣，這種方式比週末運動更安全，也簡單輕鬆。

動療最好的效果是微流汗

大把大把地流汗到底好不好？這是很多人心中的疑問。許多減肥的人都喜歡激烈運動後，一身汗水淋漓，瘦了一圈的感覺。但喝了水或吃東西，過沒幾天去量體重，才發現只瘦了那麼一點，甚至1公斤也沒動。大量流汗雖然可以提升新陳代謝來幫助減肥，卻不是長久之計，因為消耗熱量的同時，也有可能過度耗損元氣，對改善身體循環幫助不大。

汗水是人體代謝的產物，運動時人體新陳代謝提升，會把身體裡的儲能物質轉化，人的體溫升高，大腦自然發出訊號，排出汗水來降溫，汗水中除了毒素，也有血漿、鈉、鎂等礦物質。換句話說，如果要透過大量的流汗減肥，你還必須留意身體是否負荷的了，避免減肥減到身體虛。

要維持良好的循環，動療最好的效果還是微流汗。例如練習氣功的時候不需要劇烈的動作，卻因為調動氣血內在運行，體內溫度緩緩上升，此時神經中樞一樣會下達排汗指令分泌汗水。

練習氣功10分鐘所帶來的微流汗，顆粒偏小，就像蒸氣一樣漸漸遍佈全身，很多人練著練著也是整件衣服都濕透，加上是氣血帶動出汗，還能達到深度排毒的效果，練功的學員往往驚訝地發現，整件溼透的衣服有藥味或是其他毒素的味道，甚至衣服上有深色的汗漬。

這時排出的汗，看起來顆粒小，速度慢，就像蒸籠裡包子外皮的水分，粒粒分明，汗腺也有充足的時間回收身體所需的營養。你可以仔細想想，出現這種汗的機會非常少，我的學員都說只有在練功時才看得到，這種微流汗，啟動身體良好的循環，是動療見效的指標之一。

健康小教室　認識汗的特性

激烈運動的流汗有兩種特性，一種是汗流的快，一種是汗流的多。人體的汗腺其實有回收汗水的功能，汗流的太快，汗腺來不及回收對身體有益的成分，人體的耗損就大；汗流的多，以中醫的角度來看就是一種元氣的耗損，汗為心之液，汗是臟腑津液代謝的產物，短時間大量出汗，等於強迫臟腑活動超過平常運轉的水準，間接超支體內的精華物質，乃至耗損心血。

有意識調節呼吸有益健康

氣療，呼吸精氣強健體魄

氣療指的是呼吸的訓練，透過慢呼吸讓腎啟動了受納的作用，是帶入能量的呼吸方式。

氣療指的是呼吸的訓練。我們的「氣」分為先天和後天。先天之氣指的是元氣；後天之氣，其中之一說的就是呼吸之氣。呼吸是免費卻又珍貴的物質，人們從出生到死亡，完全不可缺少呼吸，比食物還珍貴，人們卻往往忽略它的重要。

很多人曾經學過打坐或腹式呼吸，今天你可以暫時忘掉過去所學的，以全新的角度跟著我練習呼吸，你會發現這樣的呼吸效果更顯著。

呼吸次數越快，壽命越短

老鼠每分鐘呼吸70～100次，壽命1～3年；狗20～40次，壽命10～15年；人18～20次，壽命70～80年；龜在一般狀態下，每分鐘呼吸1～5次，壽命100年；龜在進入冬眠時，1分鐘呼吸不到1次，所以自古以來，龜就是長壽的代表。可見呼吸次數越少，壽命越長。

動物人類呼吸次數不同決定壽命

物種	呼吸次數	壽命
老鼠	70～100/分鐘	1～3年
狗	20～40/分鐘	10～15年
人類	18～20/分鐘	70～80年
龜	1～5/分鐘	100年

我們看早產兒和足月新生兒的最大差別，也是在於呼吸次數，若1分鐘呼吸50次以上，表示不夠足月，也就是心肺功能尚未完善，還不足以應付自主呼吸。隨著人的心肺功能開始健全，呼吸次數就開始下降並穩定，一般來說，小孩到成人，每分鐘呼吸從40次下降到18次。

這個意思是，我們在1分鐘之內，只需要呼吸最少的次數，就能同樣維持生理機能的正常運作。這可說是一種節能減碳的概念，如果說，人一生中的心跳和呼吸次數有一個定數，那麼次數越快就越早用完，代表人的生命也越早結束，壽命就越短。接下來，讓我們做2個呼吸訓練：

認識呼吸及深呼吸

自然呼吸數息

這個訓練需要找個安靜的地方坐下來，不需要閉眼睛。請自然呼吸並專注呼吸，然後開始用手錶去計算呼吸次數。一呼加一吸中間有個停頓為一息，計算1分鐘之內有幾息，這叫「數息」。

一般成人每分鐘呼吸18次，這個訓練卻能讓呼吸次數落在8～12次左右，意思是，當你開始數息的時候，意念已經放在呼吸上，即便沒有用任何方法，每分鐘的呼吸次數就已經降低了，所以有意識、有知覺、有感覺，有「覺」非常重要。

而當呼吸降慢，你不會覺得自己憋氣難受，呼吸降低對身體機能也沒有任何不好的變化，證明呼吸是可以進行改造和學習的，當人的呼吸變慢，對心臟的負擔會減輕很多。

訓練2 入靜深呼吸

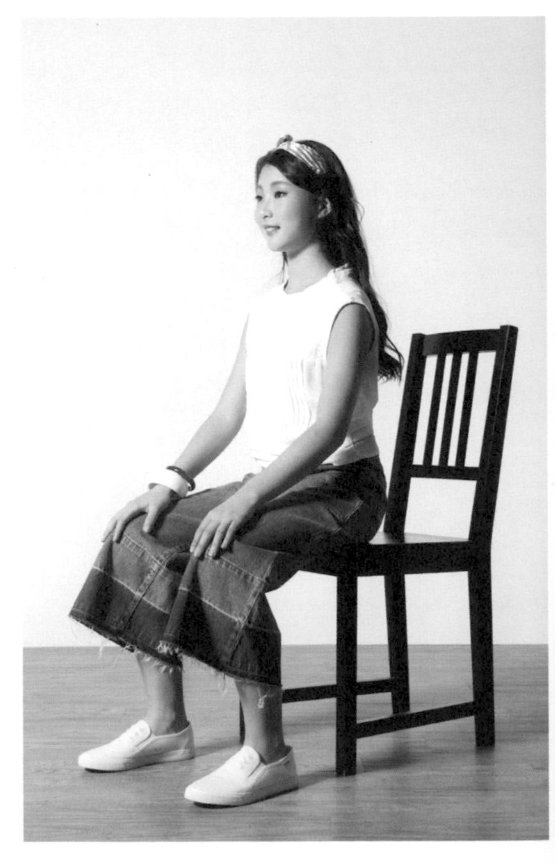

一樣找個安靜的地方，這次需要閉上眼睛，沒有外界的干擾，正確按照指示的姿勢做好，注意力完全放在呼吸上面。

1. 採標準坐立式，坐在椅子前1/3之處，兩腳與肩同寬平行放在地上，兩膝蓋中間的距離約為2個拳頭大。標準坐立式，人體的脊椎骨和下盤會處在最正直的狀態，也是最沒有負擔的坐姿，腰不會覺得吃力，頸不會往前凸。
2. 兩手輕輕地放在膝蓋上，眼睛閉上。
3. 調整呼吸，注意力放在呼吸上。
4. 一呼一吸中間有個停頓加起來就

為一息，停頓的時間微微拉長，你就會感覺到呼吸變得更慢、更深長。

大部分的人在入靜深呼吸時，每分鐘呼吸已經降低到3～5息，證明我們在做呼吸訓練時，呼吸會有明顯的改變。其實只要做到眼睛閉上，身體放鬆，注意力集中這3點，神會往內收，氣會變順暢，興奮的神經安定下來，就進入到深呼吸狀態。

深呼吸，幫心臟節能

你有沒有過一種經驗，在都市久了，一到大自然就覺得全身放鬆了。就算沒有吃什麼、喝什麼，也好像充電一樣，全身活力充沛。人體補養外來的能量，不只靠吃東西，也透過呼吸。放鬆、慢慢呼吸，對身體是一大補養。

《黃帝內經》「靈樞」指出，如果每次呼吸使用6.4秒的話，人會更長壽健康。然而一般人在工作狀態下，平均每次呼吸約3.3秒，表示大多在做短而淺的呼吸，也就是處於耗能的狀態。

假使一天工作8小時，每次呼吸3.3秒，8小時就呼吸了8640次；但是如果能夠以6.4秒呼吸1次，8個小時的呼吸次數降到4500次，同樣都在工作，身體卻是處在節能的狀態，節的就是心臟的能。

現代人要顧家庭、顧工作、還要顧健康，在時間有限的條件下，就必須在每一次的呼吸裡做改變。學會呼吸節能，你照常工作，照樣忙碌，照樣做每一件事，只有呼吸會從每一次3.3秒，變成6.4秒。每天8小時的工作，比別人少用了4000多次的呼吸，你的心臟和血管就會有非常大的改變，有助於遠離心臟病、高血壓這些跟心肺功能衰敗有關的疾病。

慢呼吸不是刻意憋氣

壓力下的呼吸，又短又淺，氧氣吸的不夠，二氧化碳又過度排放，身體長期缺氧，會造成整體的生理機能低落，輕則容易疲勞，注意力不集中，重則胸悶、打鼾、憂鬱，容易過敏。尤其現在過敏的人愈來愈多，一部分原因就是來自身體含氧量過低，無法排除過敏原產生的敏感作用。

是不是刻意放慢呼吸，就能達到養生的效果？當然不是，如果因為追求呼吸次數的減少，有意閉氣、憋氣，甚至故意拖長呼吸，反而會因為呼吸不自然、不暢通，無法配合身體的需求，造成胸悶、頭暈的偏差。

所謂慢呼吸，是先從心開始，心要先慢，呼吸的節奏才能慢下來。這是一種有意識的自我鍛鍊，先把焦躁難耐的心頭火降溫，讓身體的速度慢下來，把短促的換氣呼吸，變成自然呼吸，再從自然呼吸走向慢呼吸。這時的慢呼吸不是只有肺在作用，是讓腎啟動了受納的作用，是帶入能量的呼吸方式，這時才有所謂呼吸深、長、勻、細的基礎。

場療，借助天地正能量

你的生活作息，跟自然界的頻率是一致的嗎？與天地同步，就能借助天地正能量，讓自己活得舒服又健康喔！

場療第一課，好睡眠帶你遠離病房

場療是透過個人練習、團體互動、調節生活作息或到氣場最好的地方採氣等方式，去學習改善跟周圍氣場的關係。這其中，跟大自然的節奏互動是最先需要調節的地方。你的生活作息跟自然界的頻率一致嗎？

調節生活習慣，就是培養和天地同步調的生活作息。與天地同步，就能借助天地正能量，讓自己活得舒服又健康。但是很多現代人，完全忽略自然的步調，非要偏離正常的生理時鐘，該睡不睡，該醒不醒，該吃不吃，該拉忘記拉。久而久之，身體內在氣血大亂，百病叢生。想要改善健康，別忘了，場療可以讓生理時鐘跟天地同步調，這樣的調理方法是非常重要的步驟。

因為身體不好，來找我上課學養生的人，9成以上有錯誤的或不良的生活習慣。所有的慢性病及絕大多數的疾病，甚至惡性腫瘤，都是不良生活習慣的產物，也就是說，我們每天的習慣，把自己身體一點一點搞垮，然後再花很多錢，受很多罪去治療，只是如果習慣不改，最終還是救不回健康，只能拖著全身是病的身體，過著完全沒有品質的生活。

古人講求「法於陰陽」，強調任何生理機能都有一個規律，我們的起居生活只要不去違背這個規律，就能防範很多疾病。但是大多數人對養生的認知是很初階的，每次講到養生，大多數人都問我：「老師，養生會不會很難啊？」其實，養生就是養習慣，培養一個正確符合天地大自然的習慣，就是養生的第一步。

晚九朝五，養陰好修補

首先，我們就來談談，場療第一課：睡眠習慣。人的一生中，有三分之一的時間是在睡眠中度過的，睡不好覺，影響的不只心情不好，精神不佳，還會百病叢生，是身體健康出現問題的重要警訊。然而，忙碌社會裡，每個人承擔的壓力大、擔心的事情又多，使得熬夜、睡眠品質不佳的人口越來越多，不僅是催化不良情緒的兇手，更是健康的頭號殺手。

三焦經還是我們人體所有重要腺體的調控者，包括甲狀腺、攝護腺、淋巴腺、唾液腺、胸腺等，如果不想提早衰老或是內分泌失調，11點前睡覺是個重要的指標。等到子時（晚上11～1點）血氣流注於膽經，此時天地磁場最強，膽經會引導人體陽氣下降，是身體進入休養及修復的開始；熬夜則會導致膽火上逆，引發失眠、頭痛、憂愁易思等多種神經症狀。

長期過子時還不睡，肝與肺無法滋陰潛陽，肝陰虧損，會引起肝火過盛而灼肺。肺氣虛弱，會出現乾咳、咳痰等症狀；皮膚毛細孔又是由肺所管，所以膚質會變差，還容易形成各種皮膚病。

健康小教室 **認識子午流注**

根據中醫養生「子午流注」的觀點，人體在亥時（晚上 9 點到 11 點）就該睡覺了，亥時是氣血流注於三焦經最旺盛的時辰。三焦通百脈，人進入睡眠，百脈休養生息。三焦經主要在於掌管人體諸氣，通過三焦氣能輸布到各臟腑。如果出現障礙時就容易有聽覺模糊、咽喉腫脹、喉部或眼睛疼痛、耳鳴、肩臂、手肘、前臂的背側部疼痛等的症狀。

從亥時開始（晚上 9 點）到寅時結束（早上 5 點），是人體細胞休養生息、推陳出新的時間，也是人處於地球旋轉到背向太陽的一面，陰主靜，要有充足的休息，才會有良好的身體狀態。

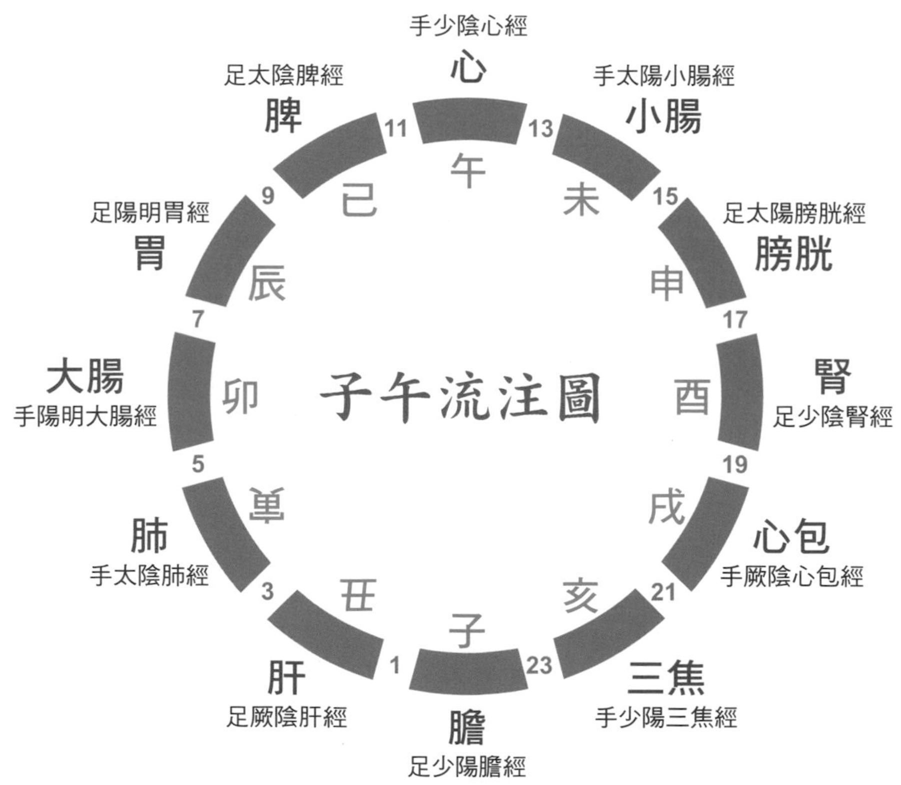

總結來說，好睡眠可以越睡越健康，特別建議睡前做氣功靜功助眠，不同於一般運動做完讓人興奮睡不著，氣功則著重在柔軟緩慢、調整呼吸上，當身體放鬆，人更容易進入睡眠，而且睡得更好，對身體是最重要的補氣方式，尤其女性若想長久的保持容顏嬌美，最要做到早睡早起。

健康小教室 睡南北向最健康

怎樣睡得香甜呢？首先是方位要對。睡覺與地球磁場方向一致，也就是睡在南北向上，特別是頭北腳南最健康。

地球是個巨大的磁場，其磁力線由北極經地球表面進入南極。如果人體睡眠時的生物電流方向與地球磁力線方向相互垂直，也就是東西向，那麼地球磁場的磁力會成為人體生物電流的強大阻力。人體要對抗阻力才能恢復正常運行達到新的平衡狀態，就得消耗大量熱能，提高代謝能力，便會出現睡不飽、頭昏、煩躁、失眠、頸椎痠痛等問題。

相反的，採用南北睡向時，人體的氣血運行便可通暢，代謝降低，減少能量消耗，睡眠中的慢波、快波就能協調進行，睡眠深度會加深，睡眠品質也提高，有利身心健康。如果家中環境無法調配到南北睡向，記得睡前一定要練和氣天中的晃海式，幫助身體循環及排除磁力，保證睡眠時身體是放鬆的狀態，也能得到一夜好眠。

相信自癒力的存在

循環好，只要 100 天

氣是最好的醫生，氣補是人人必須要會的健康方法。找到對的方法，只需要持續 100 天，人體就能有機會汰舊換新，疏通循環的路障。

惡性循環，帶來惡疾

我們都知道有些習慣很不好，如不愛運動、晚睡晚起、飲食不當會傷身，卻不會讓人想要立即改了它，因為大多數人都存著僥倖的心態，總是自我安慰：「只不過是小習慣嘛！哪個人沒有幾個生活壞習慣呢？」，反正也不會立即造成生命的威脅，所以就從偶爾為之，到經常為之、天天為之，久了習慣成自然，成為生活中的一部分，也變成一個人「本性難移」的習性。

直到有一天，不幸被醫生宣告了罹患重大疾病，很多人第一個反應是不相信，這個晴天霹靂不是真的！接著怨天、怨地、怨命運不公，否則為什麼疾病偏偏發生在自己身上？再接下來，被疾病驚呆了的你，連飯都吃不下了，天天提心吊膽，祈求疾病能被治癒。

壞習慣是病菌病毒的培養皿，疾病就從這裡滋長出來。它更像是一種周而復始的惡性循環，帶你走向生病的道路，並且會在不知不覺中，麻痺了人身和人心，好像溫水青蛙一樣，忽略了危機的存在，甚至還傻傻地把危機劃入自己的舒適圈裡。

相信自癒力的存在

現實告訴我們，疾病絕不是無緣無故發生的，它要在一個人身上落腳，也不是1、2天就能得逞的，而是需要多年的醞釀，或許就從小小的臟腑節奏失衡、身體循環不良開始，它以無比的耐性，慢慢壯大著自己，而身為宿主的你，正好提供它適合的生存環境，因此會生病，是剛好而已。

佛家的因果論說：「種瓜得瓜，種豆得豆」；聖經也說：「人種的是什麼，收的也是什麼」，意思都一樣，不好的行為，就會導致不好的結果，所以生活中日積月累的壞習慣，終有一天會形成危害人體的疾病。

跟我學氣功的學員，發現練功後絕大多數少感冒，少生病，即使身體有些不舒服，也都可以通過自己調節而緩解，自癒力只要被調動，只要你相信身體有自癒的能力，就一定能在日積月累中看到身體的轉變。這樣對自己健康負責的態度對目前台灣醫療的浪費有非常大的幫助，我們把醫療資源留給上了年紀的，及有重病的人，而我們平時的小毛病就應該有能力自己解決。

100天，養成好習慣

氣是最好的醫生，氣補是人人必須要會的健康方法。找到對的方法，只需要持續100天，人體就能有機會汰舊換新，疏通循環的路障。而如果100天什麼都不做，我們只會在100天更衰老一些、更不健康一些。

以體內的紅血球細胞來說，平均可存活100～120天，衰老的紅血球會再生出新的紅血球，全身血紅素汰舊換新，至少要花上100天，相當於人體進行1次大換血。

國外行為科學研究證明，任何一種行為，只要重複30天以上，就會形成習慣；若能重複90天以上，就能建立更為牢固的習慣。所以要養成或改變一種習慣，也需要大約100天的時間。

實際上，一個疾病的形成，通常要耗時好多年，遠不止100天，甚至癌細胞要形成腫瘤，至少要有20年的時間來催化。所以在疾病尚未成形之前，改變生活作息和運動習慣，透過每天練氣排毒，將致病因數排出我們體外，是重返健康最有效率的途徑。

鍛鍊氣血，找回復原頻率

我們的身體失衡生病已久，在白雁時尚氣功的功法調理下慢慢康復，就好像臥床多年的病人，雖然身體慢慢復原，終於能下床行走了，但是因為躺太久沒有走路了，一開始總是會腿腳無力，跌跌撞撞步履蹣跚，這時候就需要旁邊的人扶一把，然後給自己時間慢慢適應。

身體的自癒力，有它自己的一套治療過程，它會找到最佳捷徑，因為只有身體最瞭解調理的順序及步驟。那我們應該做什麼呢？就是盡好本分，做好幫助身體恢復的角色，耐心陪伴，一步一步的走，會跌倒也沒關係，覺得痠痛也是正常，慢慢會找回自己的頻率，找回健康的節奏。

這份練功的耐心及信心，也要靠悟性自己慢慢體會。只有自己先放開堅持、放下成見，做個勤練還要傻練的學生，時間拉長，眼光放遠，你就會發覺，心開了，氣足了，病自然就好了。

全方位氣學療癒法

練氣功要練出功效，講求的是意（意念）、氣（呼吸）、形（形體）三者的配合。以本書介紹的顫掌法為例，顫掌3分鐘啟動身體氣血循環的共振，身體放鬆，呼吸和緩，這不只做到動療，也帶來了氣療的功效。在放鬆的狀態下，心情也跟著輕鬆愉悅，慢慢的身心合一，同時得到心療的效果。

再進階一步，顫掌時配合大自然的磁場，與天地同步，比如說，在大樹旁高舉手顫掌，在海邊做振翅顫掌，到了山上做上泳顫掌，下泳顫掌等，可以收穫到事半功倍，能量倍增的好處。

最後更深入到我們日常生活中，根據四季的變化，身體也會在不同時節出現細微的改變，每日搭配身體需要補養或疏泄的飲食，這樣五療並進的全方位養生保養，是現代人自我療癒的救命草。只不過它不是特效藥，一次就見效；更不是萬能仙丹，藥到病就除，你要收穫健康，先要自己栽種下良好的種子，定時施肥灌溉除草守護它，才能發芽成長茁壯，結出健康的果實。

親愛的讀者，所謂「愚蠢的人製造疾病；無知的人，等待疾病；聰明的人，預防疾病」。每次3分鐘顫掌，持續100天的練功就能改善健康。「智者養氣」養生要趁早。祝福你們，也能像我千千萬萬學員一般，每天拿出10幾分鐘時間，善養浩然之氣，萬丈高樓平地起，打好地基，這棟健康的大樓才能屹立不搖。

短時間把身體隱藏毛病「顫」出來

一日顫掌，功效驚人！

這是一份男女老少都適合，且根據生活作息、臟腑運行而設計的顫掌時間表，從現在開始，進行一日顫掌吧，你一定會愛上它！

親愛的讀者，無論你是很久沒運動的懶動族？周末運動族？或不知從何運動起的茫然族？只要開始練顫掌，只需一日就能讓你愛上它。很多人問白雁老師、彥寬老師，為什麼顫掌這麼簡單，產生的效果卻這麼大？小小的動作10分鐘，有人出汗打哈欠，有人手痠、肩膀痠，總結原因就在「微幅振顫」是一種共振運動，能把身體隱藏的毛病「顫」出來，搭配生理時鐘練習，效果更加明顯，只要你每天認真做，持之以恆，就能看見身體的改變。

一日顫掌時間規劃

如果你想要顧好臟腑，請一起這樣做：

起床

◎建議招式：上泳顫掌 P.172 ＋拍水顫掌 P.174 ＋洗頭顫掌 P.180

◎**微循環要訣**：神清氣爽

一早起來，「神清氣爽」決定一天的心情與效率，達到神清氣爽，需要你的心、肺、腦的循環通達順暢，練習上泳顫掌調動心循環，拍水顫掌調動肺循環，洗頭顫掌調動腦循環，人的精神、身體都會甦醒過來。

飯後

◎**建議招式**：洗胸顫掌 P.178

◎**微循環要訣**：「化」腐為奇

吃飯皇帝大，吃了能消化更重要。人體「化」的能力，決定食物是否能變成營養、變成能量，「化」的能力強，吃飽飯你會有精神、有力氣做事；「化」的能力弱，食物容易囤積，變成腐敗的毒素、濁氣，練習洗胸顫掌可以調動脾胃循環，提升化的能力。

工作繁忙時

◎**建議招式**：周天顫掌式 P.190

◎**微循環要訣**：四通八達

身體是生活的縮影，身體舒服通暢，做起事來什麼都順心順眼，生活四通八達，因此維持全身的通達順暢，是幸福生活的關鍵，練習周天顫掌，能疏通人的十二正經，改善身體的氣堵，平時上班或在家都可1小時起身練習1次，調動全身經絡循環，維持身體舒暢。

睡前

◎**建議招式**：下泳顫掌 P.173 ＋涮翅顫掌 P.176 ＋輕飛顫掌 P.182

◎**微循環要訣**：舒心安神

一個健康的人，晚上一定睡得好，他的肝腎循環健全，功能正常，到了晚上心會自動安頓下來，肝發揮收藏氣血的作用，腎氣也得到補養，睡眠品質好，一早起床就有精神充飽的感覺，練習這3種顫掌，主要調動肝、腎、下半身的循環，睡前讓身體鬆開來，安定忙亂的心神，幫助睡眠。

健康小教室　一起體驗「顫掌 5 快」

什麼是「顫掌 5 快」呢？就是學得快、練得快、放鬆快、得氣快、效果快，如何做呢？請見下面內容。

① 學得快：短短 2 小時體驗，透過專業教練的指導，教你掌握顫掌訣竅，才能排出深沉的臟腑濁氣，以及哪種手勢代表你肝腎有問題。告訴你怎麼顫最健康，說明氣的 3 種不調，讓你簡單懂，學得快。

② 練得快：跟著專業教練學，回家練習只要 10 分鐘，不用出門、不用找停車位，在房間或客廳，雙手舉起就能練，即使你出差、在外旅遊，辦公室久坐，你都可以原地起身，輕鬆動，快快練，讓身體隨時保持最佳狀態。

③ 放鬆快：學會正確顫掌，只要你一顫，身心都放鬆，快速排除壓力。學員們常說「一顫天下無難事」，正確顫掌讓你快速放鬆，面對挑戰想得開，成為世界百大企業菁英、醫師、政商名流提升自我的祕訣。

④ 得氣快：教練帶你「顫」，會立即明顯感受氣的存在，數百小時的專業培訓，讓他們充分掌握氣感，讓你快速體驗，體驗過後，自己在家練能更快上手。

⑤ 效果快：跟著書本練，你已經哈欠連連，眼淚直流嗎？告訴你，教練帶著練，全身痠痛、濁氣都會排出來，意想不到的身體改善，讓你睡得好、精神佳、手腳靈活有元氣。

※ **專業教練陪你練**：想要學得更全面完整的功法嗎？全球免費2小時體驗課程，請見白雁官網www.e-qi.org

國家圖書館出版品預行編目資料

神奇顫掌功：白雁教你微幅振動自救術　3分鐘氣通、除病根、氣癒百病！ / 白雁，彥寬，葉樹人著．-- 臺北市：三采文化，2018.03
　面；　公分．--（名人養生館；25）
ISBN 978-986-342-946-3(平裝)

1. 氣功 2. 養生

413.94　　107000716

有鑑於個人健康情形因年齡、性別、病史和特殊情況而異，建議您，若有任何不適，仍應諮詢專業醫師之診斷與治療建議為宜。

suncolor 三采文化集團

名人養生館 25

神奇顫掌功 白雁教你微幅振動自救術

3 分鐘氣通、除病根、氣癒百病！

作者｜白雁、彥寬、葉樹人
影片動作示範｜白雁、彥寬　內頁動作示範｜陳璐雅（Fiona）、陳冠沂（Vienna）
副總編輯｜鄭微宣　主編｜藍尹君
美術主編｜藍秀婷　封面設計｜藍秀婷　美術編輯｜陳育彤
插畫｜王鈴君、陳育彤　攝影｜林有騰 @flyphoto
行銷經理｜張育珊　行銷企劃｜周傳雅

發行人｜張輝明　總編輯｜曾雅青　發行所｜三采文化股份有限公司
地址｜台北市內湖區瑞光路 513 巷 33 號 8 樓
傳訊｜TEL:8797-1234　FAX:8797-1688　網址｜www.suncolor.com.tw
郵政劃撥｜帳號：14319060　戶名：三采文化股份有限公司
初版發行｜2018 年 3 月 1 日　定價｜NT$360
14刷｜2023 年 4 月 15 日